北京中医药大学特色教材系列

局部解剖学
（含穴位解剖）

供针灸推拿学、中医学、

中西医临床医学等专业用

主编　孙红梅◀

U0335529

中国中医药出版社

·北京·

图书在版编目（CIP）数据

局部解剖学/孙红梅主编 . —北京：中国中医药出版社，2014.4（2021.2 重印）
（北京中医药大学特色教材系列）

ISBN 978 – 7 – 5132 – 1823 – 8

Ⅰ. ①局… Ⅱ. ①孙… Ⅲ. ①局部解剖学—中医院校—教材 Ⅳ. ①R323

中国版本图书馆 CIP 数据核字（2014）第 033784 号

中国中医药出版社出版
北京经济技术开发区科创十三街31号院二区8号楼
邮政编码 100176
传真 010 64405721
山东临沂新华印刷物流集团有限责任公司印刷
各地新华书店经销

＊

开本 850×1168 1/16 印张 12 字数 274 千字
2014 年 4 月第 1 版 2021 年 2 月第 2 次印刷
书 号 ISBN 978 – 7 – 5132 – 1823 – 8

＊

定价 69.00 元
网址 www.cptcm.com

北京中医药大学特色教材系列
总编审委员会

北京中医药大学特色教材系列
《局部解剖学（含穴位解剖）》
编委会

主　编　孙红梅

副主编　李德伟　任恩发

编　委（以姓氏笔画为序）

王媛媛　张　忠

张　毅　和　欣

韩　琳　薛卫国

主　审　白丽敏　郭长青

前　　言

　　实施科教兴国和人才强国战略，实现从人力资源大国向人力资源强国的转变、从高等教育大国向高等教育强国的转变，必须不断提高高等学校的教育教学质量。高水平教材是高质量教育的重要保证。贯彻《国家中长期教育改革和发展规划纲要》（2010 年 – 2020 年），深化教育教学改革，实施教育质量工程，提高高等学校教育教学质量，必须不断加强高等学校的教材建设。

　　为深入贯彻落实《教育部财政部关于实施高等学校本科教学质量与教学改革工程的意见》和《教育部关于进一步深化本科教学改革全面提高教学质量的若干意见》及北京市相关文件精神，切实加强我校教材建设，依据《北京中医药大学本科教学"质量工程"实施纲要》，于 2008 年启动了北京中医药大学自编特色教材建设工程。自编特色教材以全面提高教学质量为目标，以打造高水平教材品牌为要求，充分挖掘学校优势特色专业资源，充分发挥重点学科的龙头引领作用，充分调动专家教授参与教材建设的积极性，通过立项、扶持、开发一批体系新、内容新、方法新、手段新的高水平自编教材，为提高学校教育教学质量，培养创新人才提供有力的支持和服务。

　　北京中医药大学自编特色教材从最初的立项到书稿的形成都遵循着质量第一、特色突出的原则。每一个申请项目都要经学校教学指导委员会初选，再由校内外专家组成评审委员会，对入围项目进行答辩和评审，教材书稿形成后又由校内外专家进行审读，严把质量关。

　　北京中医药大学自编特色教材是我校专家学者多年学术研究和教学经验的精品之作。教材作者在编写中，秉承"勤求古训，博采众方"之原则，以"厚德济生"之精神，认真探求经典的医理药方，系统总结临床的思维与技能，努力做到继承与创新相结合，系统与特色相结合。本套自编特色教材既适合在校学生学习使用，也适合专业课教师教学参考，同时也有利于中医药从业人员的知识更新。

　　北京中医药大学大学自编特色教材的出版，得到了中国中医药出版社的鼎力支持，在此表示衷心感谢！

北京中医药大学

2013 年 3 月

编写说明

本书是在北京中医药大学的支持下，根据学校教学改革的精神，结合目前针灸推拿等专业解剖教学和临床应用，以我校原有的自编教材《局部解剖学（含穴位解剖）》为基础，重新进行了编写，供中医院校针灸推拿学、中医学、中西医临床医学专业使用。

为了使局部解剖学的教学内容更具实用性，本书针对针灸推拿专业的特点，增加了绪论以及椎骨和脊柱的内容，突出了各章节中体表标志、局部皮肤和浅筋膜以及深筋膜的层次特点；修订了深层结构的叙述方式；并参照西医院校规划教材《系统解剖学》和《局部解剖学》对一些解剖名词进行了修订。在各章节穴位解剖的内容中根据临床针灸选取了 237 个常用穴，其中面前区 14 穴，面侧区 12 穴，颈部 18 穴，胸壁 33 穴，腹前外侧壁 30 穴，项部 6 穴，胸背腰部 50 穴，上肢 44 穴，下肢 30 穴，按 2006 年新颁布并实施的中华人民共和国国家标准《腧穴名称与定位》对其穴位的定位进行描述，增加了每个腧穴的主治及穴位局部解剖学内容。

本书的特色之一是配合穴位解剖的文字部分增加了穴位解剖层次插图。这些穴位解剖图按照腧穴定位结合解剖层次由浅入深进行了标注，层次分明，结构清晰，使读者对身体各部位主要腧穴层次的解剖结构一目了然，并能帮助读者建立穴位解剖结构的立体概念。

本书除绪论部分外，共有 7 章，即面部、颈部、胸壁、腹前外侧壁、项背腰骶部、上肢、下肢。每章前面部分为局部解剖内容，后面部分为各部穴位解剖举例。约 14 万字。插图共 186 幅，其中单纯局部解剖插图 98 幅，穴位解剖插图 88 幅。

本书在编写过程中，受到学校各有关部门领导和工作人员大力支持，针灸推拿学院的赵百孝院长、黄建军教授在人体各部常用穴位选取方面给予了耐心指导，在此表示衷心感谢！

本书欠妥和错误之处，敬请各位同仁和广大读者提出宝贵意见，以便再版时修订提高。

编者
2013 年 6 月

目　录

绪 论

一、局部解剖学定义

局部解剖学(regional anatomy)是在系统解剖学的基础上,按某一局部为中心(如颈部、胸部等),研究此部位由浅入深的结构层次特点、各器官位置及相互毗邻关系的解剖学。局部解剖学不仅是西医临床医学中的重要基础学科,也是中医学特别是针灸推拿学科的重要基础学科,穴位解剖学是在局部解剖学的基础上,对局部穴位体表定位后,根据进针部位和深度,着重研究各层次主要结构以及邻近重要器官的解剖学,并从解剖学的角度提示针刺的注意事项和针刺不当可能发生的意外。

二、学习局部解剖学的目的

学习局部解剖学为了使学生进一步掌握人体局部各种形态结构的知识和在自然状态下它们的相互关系;培养学生独立工作的能力;为学习其他医学相关课程奠定基础。穴位解剖学的学习有助于学生了解穴位局部和周围各种解剖结构在机体的层次和毗邻关系,使学生掌握正确进针方向和深度,为临床针刺操作打下坚实基础。

三、人体层次及基本结构

人体的层次由浅入深主要包括皮肤、浅筋膜(皮下筋膜)、深筋膜,深筋膜包被肌肉,肌肉之间走行着深层的血管、神经和深淋巴管。在四肢深层,骨骼一般被肌肉或肌腱所包围;在躯干深层,胸壁、腹壁和盆壁分别围成胸腔、腹腔和盆腔,其腔内有多种脏器、血管、神经、淋巴结和淋巴管等;在脊柱的椎管内有脊髓和脊神经根等;在头颈部有消化和呼吸的部分器官以及视器和前庭蜗器,在颅腔内有脑和脑神经等结构。

1. **皮肤(skin)** 位于体表,由表皮和真皮组成,借浅筋膜与深部组织相连,皮肤内还有毛囊、皮脂腺、汗腺和指(趾)甲等附属器。各部皮肤厚薄不一,手掌和足底的皮肤最厚,缺乏毛囊;躯干背侧或四肢伸侧的皮肤较躯干腹侧或四肢屈侧的皮肤厚。皮肤直接和外界接触,有重要的屏障保护功能,此外皮肤及附属器还有分泌、排泄、吸收、感觉、调节体温和参与免疫应答等功能。

(1)表皮(epidermis):位于皮肤浅层,由复层扁平上皮组成,无血管分布。在人体,皮肤可分为厚皮和薄皮,手掌和足底为厚皮,其他部位的皮肤均为薄皮。

(2)真皮(dermis):位于表皮下方,分为乳头层和网织层,二者间无明确界限。真皮内含有从表皮陷入的毛囊和腺体以及从深层来的血管、淋巴管和神经及其末梢。身体各部真皮的厚度不等。

乳头层是邻近表皮的薄层疏松结缔组织，向表皮突出形成真皮乳头，乳头层含丰富的毛细血管和游离神经末梢，在手指掌侧的真皮乳头内含较多触觉小体。

网织层位于乳头层深面，较厚，为致密结缔组织，由胶原纤维束交织成网组成，并含有许多弹性纤维。还有较多的血管、淋巴管和神经，深部可见环层小体。

2. **浅筋膜（superficial fascia）** 位于皮下，又称皮下筋膜，由疏松结缔组织构成，内含脂肪，脂肪的厚度因身体的部位、性别及肥胖程度等而不同。浅筋膜内含有浅静脉、皮神经及淋巴管和淋巴结等。

3. **深筋膜（deep fascia）** 位于浅筋膜深面，又称固有筋膜，由致密结缔组织构成。在机体深层呈互相连续状分布，包被体壁、肌、肌群、大血管、神经等，深筋膜随肌的分层而分层，在四肢，深筋膜插入肌群之间，并附着于骨膜，形成肌间隔，深筋膜还包绕血管和神经等形成血管神经鞘等。

4. **肌肉、血管和神经** 位于机体深层，详见各章。

四、学习局部解剖学（含穴位解剖）的方法

（一）由浅入深地观察

按照人体构成的层次从体表开始观察，并注意各层的具体特征、主要结构之间的位置和毗邻关系等。

1. **骨性标志和肌性标志的观察** 在正式学习机体局部的解剖结构之前，应通过触摸标本并结合活体，观察局部的主要骨性标志和肌性标志，这些标志是临床针灸取穴和推拿按摩的重要标志。

2. **浅层结构的观察** 身体各部皮肤和浅筋膜厚薄不同，应仔细观察皮肤的厚度、皮纹和毛囊等分布，浅筋膜内脂肪的厚度，浅静脉的分布，皮神经的走向和分布等。这与临床针灸进针的深度、角度及手法等密切相关。

3. **深层结构的观察** 包括深筋膜的厚薄，形态及局部形成的结构等。肌肉的观察应注意起、止点及肌纤维的方向；肌的形态、位置和跨关节状态等。注意观察肌肉之间血管和神经的相互关系以及它们的分支分布、走行，并注意神经及血管的变异。

（二）以穴位为中心观察

学习穴位解剖学知识时，以所观察穴位为中心，从体表开始，注意穴位及其周围的解剖结构，特别是重要的血管、神经和肌肉等，按照穴位的层次和深度，了解每一层次中穴位周围的解剖结构，针刺穴位时应该注意的解剖结构，建立立体穴位解剖的概念。

（三）将文字叙述、插图和标本相结合学习

解剖学属形态学范畴。在学习局部解剖结构文字叙述的同时，一定要结合插图观察，以加深印象和理解，还要对尸体标本及模型进行仔细观察学习，这样才能全方位地掌握所学到的解剖学知识。

第一章

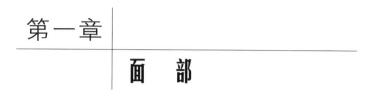

面　部

第一节　概　述

　　面部位于颅脑部的前下方,主要由面颅骨及软组织组成,内含消化和呼吸的起始器官,并有视器等感觉器官。

一、主要体表标志

　　1. 眉弓(superciliary arch)　位于眶上缘上方,男性隆起较显著。眉弓适对大脑额叶的下缘,其内侧份的深面有额窦(图1-1)。

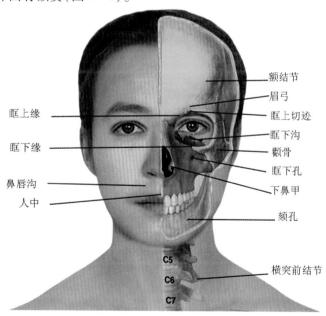

图1-1　头部前面体表标志

　　2. 眶上缘(supra orbital margin)　为眶上方的弧形骨缘。在该缘内、中1/3相交处(距正中线约2.5cm)有眶上孔(supra orbital foramen)或眶上切迹(supra orbital notch),眶上血管和神经在此通过(图1-1)。

3. **眶下缘**(infraorbital foramen) 为眼眶下方的弧形骨缘。在眶下缘中点的下方约 1cm 处，有眶下孔(infraorbital forman)，眶下血管及神经由此穿行(图1-1)。

4. **颧弓**(zygomatic arch) 为外耳门前方的弓状骨梁，全长居于皮下，可触及。颧弓上缘相当于大脑半球颞叶前端的下缘(图1-2)。

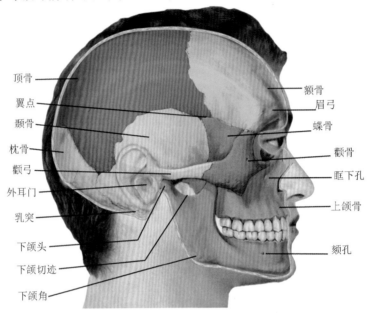

图 1-2 头面部侧面体表标志

5. **下颌角**(mandibular angle) 位于下颌体下缘和下颌支后缘相交处，下颌角位置突出，骨质薄弱，为下颌骨骨折的好发部位(图1-2)。

6. **翼点** (pterion) 位于颧弓上方约二横指处，额、顶、颞、蝶四骨在此相接，多呈"H"形。此处骨质薄弱，其内面有血管沟，有脑膜中动脉(middle meningeal artery)的前支通过(图1-2)。

7. **乳突**(mastoid process) 位于耳垂后方的隆突(图1-2)。其根部的前内方有茎乳孔(stylomastoid foramen)，面神经由此孔出颅。

8. **咬肌**(masseter muscle) 当上、下颌咬合时，下颌角前方的肌性隆起，即此肌。

9. **鼻唇沟**(nasolabial groove) 为由鼻翼外侧至口角处的浅沟(图1-1)。

10. **人中**(philtrum) 为上唇表面正中线上的纵行浅沟(图1-1)。

二、分区

面部根据其部位主要可分为面前区、面侧区。面侧区又分为较浅的腮腺咬肌区和面侧深区。本章主要讲述面前区的浅层结构、腮腺咬肌区和面侧深区。

第二节　面部的解剖

一、面前区的主要解剖结构

(一)皮肤和浅筋膜

面部皮肤薄而柔软,富有弹性,含有较多的皮脂腺、汗腺和毛囊,是皮脂腺囊肿和疖肿的好发部位。浅筋膜由疏松结缔组织构成,其中颊部脂肪聚成团块,称颊脂体(图 1 - 3)。浅筋膜内有神经、血管和腮腺管穿行。面部血液供应丰富。

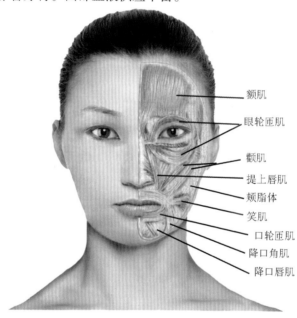

图 1 - 3　表情肌

(二)面肌

面肌又称表情肌(muscles of facial expression),属于皮肌,起自颅骨或筋膜,止于皮肤。围绕孔裂的周围,有开大或缩小孔裂的作用,并能牵动面部皮肤(图 1 - 3)。

主要的表情肌有:枕额肌(occipitofrontalis)、眼轮匝肌(orbicularis oculi)、口轮匝肌(orbicularis oris)、颊肌(buccinator)、鼻肌及其他口周围肌等。详见表 1 - 1。

面肌由面神经支配,面神经受损时,可引起面瘫,表现为瘫痪侧额纹消失,不能皱眉;睑裂不能闭合,角膜反射消失;鼻唇沟变浅或消失,口角下垂,发笑时口角歪向对侧;不能吹口哨和鼓腮等。

表1-1 表情肌

名 称		分层或分部	位 置	作 用
枕额肌		额腹	额部皮下	提眉(产生额纹)
		帽状腱膜	颅顶部	连两肌腹
		枕腹	枕部皮下	向下牵拉帽状腱膜
眼轮匝肌		眶部	围绕眼眶	闭眼
		睑部	围绕眼裂	眨眼
		泪部	泪囊后面	扩大泪囊
鼻肌		横部	鼻背	缩小鼻孔
		翼部	鼻翼后部	开大鼻孔
口周围肌	口轮匝肌	浅层	围绕口裂	闭口
	提上唇肌		眶下缘与上唇之间	上提上唇、开大鼻孔
	颧肌		提上唇肌的外上方	牵口角向外上方
	笑肌		口角外侧	牵口角向外
	降口角肌		口角下方	牵口角向下
	提口角肌	中层	尖牙窝至口角	上提口角
	降下唇肌		下唇下方	下降下唇
	颊肌	深层	颊部	使唇颊紧贴牙龈,参与咀嚼和吸吮
	颏肌		颏隆凸两侧	上提颏部,前送下唇

(三)血管、神经和淋巴

1. 血管 分布于面部浅层的主要动脉为面动脉,有同名静脉与之伴行(图1-4)。

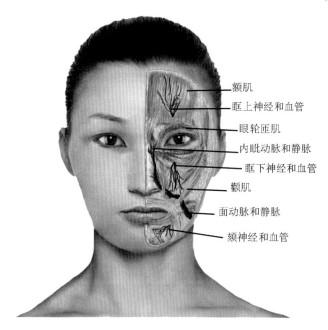

额肌

眶上神经和血管

眼轮匝肌

内眦动脉和静脉

眶下神经和血管

颧肌

面动脉和静脉

颏神经和血管

图 1 – 4　头面部前面浅层结构

（1）面动脉（facial artery）：起自颈外动脉后，行向前内上方，经二腹肌后腹与茎突舌骨肌深面进入下颌下三角，经下颌下腺的深方，在咬肌前缘处绕过下颌骨体下缘转至面部，迂曲行向内上方，经口角和鼻翼外侧至内眦，续为内眦动脉（angular artery）。面动脉的主要分支有颏下动脉、下唇动脉、上唇动脉和鼻外侧动脉等，主要营养下颌下腺、面部和腭扁桃体等部位。

（2）面静脉（facial vein）：位置较浅，迂曲不太明显。起自内眦静脉（angular vein），伴行于面动脉的后方，向外下至下颌角下方，与下颌后静脉前支汇合成一短干，注入颈内静脉（internal jugular vein），面静脉通常无瓣膜，它经眼静脉和颅内海绵窦交通，面肌收缩可促使血液逆流。因此，在两侧口角至鼻根连线所形成的三角形的区域内，若发生化脓性感染时，可循上述途经逆行至海绵窦，导致颅内感染，故此区有面部"危险三角"之称。

2. **神经**　面肌受面神经支配，面部的感觉神经来自三叉神经。

（1）面神经（facial nerve）：由茎乳孔出颅，向前穿入腮腺，先分为上、下两干，再各分为数支并相互交织成丛，称为"腮腺丛"，最后呈扇形分为 5 支，支配面肌（图 1 – 5）。

1）颞支（temporal branches）：从腮腺上缘穿出，斜越颧弓，支配枕额肌的额腹（额肌）和眼轮匝肌上部。

2）颧支（zygomatic branches）：由腮腺前缘穿出，支配眼轮匝肌下部和上唇诸肌。

3）颊支（buccal branches）：出腮腺前缘，支配颊肌和口裂周围诸肌。

4）下颌缘支（marginal mandibular branches）：从腮腺下端穿出后，行于颈阔肌深面，越过面动脉和面静脉的浅面，沿下颌骨下缘前行，支配下唇诸肌及颏肌。

5）颈支（cervical branches）：由腮腺下端穿出，在下颌角附近至颈部，行于颈阔肌深面，并支配该肌。

（2）三叉神经（trigeminal nerve）：为混合性神经，包括眼神经（ophthalmic nerve）、上颌神经

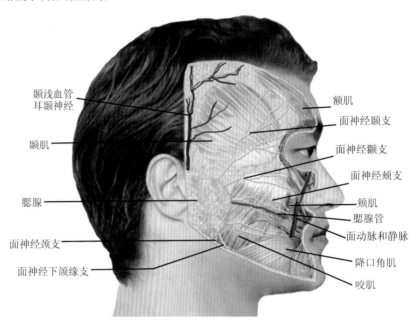

图1-5　头面部侧面浅层结构

(maxillary nerve)和下颌神经(mandibular nerve)3支。其主要终末支到达面区,现叙述如下:

1)眶上神经(supraorbital nerve):为眼神经的终末支,与同名血管伴行。经眼眶由眶上切迹或孔穿出至皮下,分布于额部皮肤(图1-4)。

2)滑车上神经(supratrochlear nerve):为眼神经中额神经的分支(图1-6),在眼眶内由额神经分出向前内方,经滑车上方出眶(图1-7),分布于鼻背及内眦附近皮肤。

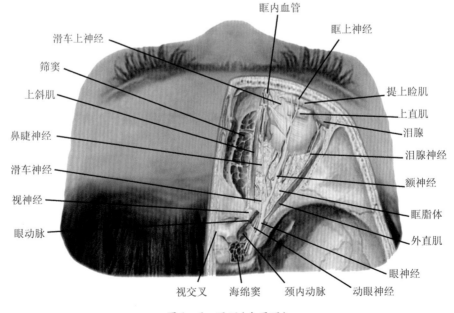

图1-6　眼眶(上面观)

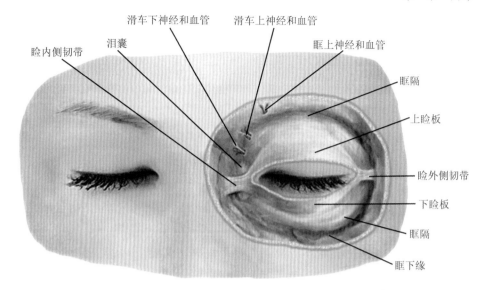

图 1-7　眶隔

3）滑车下神经（infratrochlear nerve）：由眼神经的鼻睫神经发出（图 1-6），鼻睫神经在眼眶内沿视神经和内直肌之间前行，至眶内侧壁发出滑车下神经出眶（图 1-7），分布于鼻背、眼睑皮肤及泪囊。

4）眶下神经（infra orbital nerve）：为上颌神经的终末支，与同名血管伴行，经眶下裂、眶下沟及眶下管，由眶下孔穿出，分为数支，分布于下睑、鼻背外侧及上唇的皮肤（图 1-4）。

5）颏神经（mental nerve）：为下颌神经中下齿槽神经的终末支，与同名血管伴行，经下颌孔和下颌管出颏孔，分为数支，分布于下唇和颏部的皮肤（图 1-4）。

6）耳颞神经（auriculotemporal nerve）：以两个根起于下颌神经后干，两根夹持脑膜中动脉合成一干，然后经下颌颈内侧转向上行，与颞浅血管伴行，穿腮腺上端后，它紧贴耳廓前缘上行，分支分布于下颌关节、外耳道、耳廓及颞区皮肤（图 1-5）。

3. 淋巴　面部浅层的淋巴管丰富，吻合成网。这些淋巴管通常注入下颌下淋巴结，由此发出的输出淋巴管注入颈外侧深淋巴结。

二、腮腺咬肌区的主要解剖结构

此区指腮腺和咬肌所在的下颌支外面和下颌后窝（下颌支后缘以后的部分）的区域，主要结构为腮腺、咬肌以及有关的血管、神经等。

（一）腮腺咬肌筋膜

为颈深筋膜浅层向上的延续，在腮腺后缘分为深、浅两层，包绕腮腺形成腮腺鞘，两层在腮腺前缘处融合，覆盖于咬肌表面，称为咬肌筋膜。

（二）腮腺

1. 形态和位置　腮腺（parotid gland）略呈锥体形，上邻颧弓；下平下颌角；前邻咬肌；后邻乳突及胸锁乳突肌前缘（图1－5）。

2. **腮腺管（parotid duct）** 由腮腺的前缘发出，在颧弓下1.5cm处，向前横行越过咬肌表面，至咬肌前缘转向内侧，穿颊脂体及颊肌，开口于平对上颌第2磨牙的颊黏膜上。开口处的黏膜隆起，称腮腺乳头。用力咬合时，在咬肌前缘可触摸到腮腺管。腮腺管的体表投影相当于自鼻翼与口角间的中点至耳屏间切迹连线的中1/3段（图1－5）。

（三）穿经腮腺的血管和神经

纵行穿经的有颈外动脉、颞浅动脉和静脉、下颌后静脉及耳颞神经；横行穿经的有上颌动脉和静脉、面横动脉和静脉及面神经的分支（图1－5）。

1. **颈外动脉（external carotid artery）** 由颈部上行，在深面穿入腮腺，行于下颌后静脉的前内侧，至下颌颈平面分为上颌动脉（maxillary artery）和颞浅动脉（superficial temporal artery）两个终支。

2. **下颌后静脉（retromandibular vein）** 由颞浅静脉和上颌静脉与同名动脉伴行，穿入腮腺，汇合成下颌后静脉。在颈外动脉的浅面分为前、后两支，前支与面静脉汇合，后支与耳后静脉、枕静脉等合成颈外静脉（external jugular vein），详见第二章。

3. **颞浅动脉和颞浅静脉（superficial temporal vein）** 二者伴行，出腮腺上端。在外耳门前方上行，越过颧弓到达颞区，到颞部皮下，颞浅动脉分支分布到腮腺和额、顶、颞部的肌肉和皮肤。颞浅静脉收集同名动脉供应区域的静脉血，与上颌静脉汇合成下颌后静脉。

4. **耳颞神经** 详见前述。

5. **面横动脉（transversal facial artery）** 由颞浅动脉在穿出腮腺前发出，向前穿经腮腺实质，横过咬肌表面，经颧弓与腮腺管之间，与面神经的分支伴行，营养腮腺、腮腺管、咬肌及附近皮肤。

6. **面神经的分支** 详见前述。

（四）咬肌

为咀嚼肌。起自颧弓下缘，止于下颌支外侧面和咬肌粗隆。表面覆以咬肌筋膜，浅面有面横动脉和静脉、腮腺管及面神经的颊支和下颌缘支横过（图1－5）。由三叉神经的下颌神经支配。主要作用是上提下颌骨，使上、下颌牙咬合。

三、面部深区的主要解剖结构

此区位于颅底下方，口腔及咽的外侧，即颞下窝的范围，其上部为颞窝。

（一）境界

此区为有一顶、一底和四壁的腔隙，内有翼内肌、翼外肌及出入颅底的血管和神经通过。前壁：为上颌骨体的后面；后壁：为腮腺的深部；外侧壁：为下颌支；内侧壁：为翼突外侧板和咽侧壁；顶：为蝶骨大翼的颞下面；底：平下颌骨下缘（图1－2、1－8）。

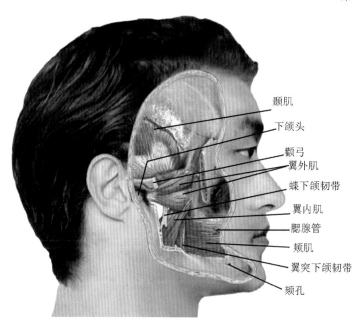

颞肌
下颌头
颧弓
翼外肌
蝶下颌韧带
翼内肌
腮腺管
颊肌
翼突下颌韧带
颏孔

图 1-8　头面部侧面深层结构(1)

(二)内容

1. **翼内肌和翼外肌**　翼内肌(medial pterygoid muscle)起自翼突窝,止于下颌角内侧面的翼肌粗隆,其作用可上提下颌骨,并使其向前运动(图1-8)。翼外肌(lateral pterygoid muscle)有两头,上头起自蝶骨大翼的颞下面,下头起自翼突外侧板的外面,止于下颌骨的髁突和下颌关节囊,此肌单侧收缩使下颌骨向对侧移动,双侧收缩可协助开口(图1-8)。它们由下颌神经支配。

2. **翼静脉丛(pterygoid venous plexus)**　位于颞下窝内,颞肌与翼内、外肌之间的静脉丛。它收纳上颌动脉分支营养区的静脉血,最后汇合成上颌静脉(maxillary vein),再汇流到下颌后静脉。

翼静脉丛通过眼下静脉和面深静脉与面静脉相通,并经卵圆孔周围的静脉网及破裂孔处的导血管与海绵窦相通。故口、鼻、咽等部的感染,可沿上述途径蔓延至颅内。

3. **上颌动脉(maxillary artery)**　平下颌颈高度起自颈外动脉,经下颌颈的深面入颞下窝,行经翼外肌的浅面或深面,经翼突上颌裂入翼腭窝(图1-9)。其分支分布到硬脑膜、上颌和下颌的牙齿牙龈以及上颌窦等。

4. **下颌神经(mandibular nerve)**　为三叉神经最大的分支,为混合性神经(图1-10)。自卵圆孔出颅进入颞下窝,位于翼外肌的深面分为数支,发出神经分布于咀嚼肌,还发出以下神经。

1)颊神经(buccal nerve):分布于颊黏膜、颊侧牙龈以及颊部和口角的皮肤。

2)耳颞神经(auriculotemporal nerve):详见前述。

3)舌神经(lingual nerve):向前分布于下颌下腺、舌下腺、下颌内侧牙龈、舌前2/3及口腔底的黏膜(图1-9)。

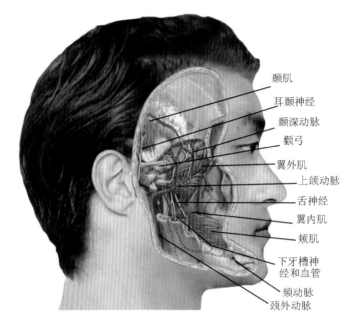

颞肌
耳颞神经
颞深动脉
颧弓
翼外肌
上颌动脉
舌神经
翼内肌
颊肌
下牙槽神经和血管
颌动脉
颈外动脉

图1-9　头面部侧面深层结构(2)

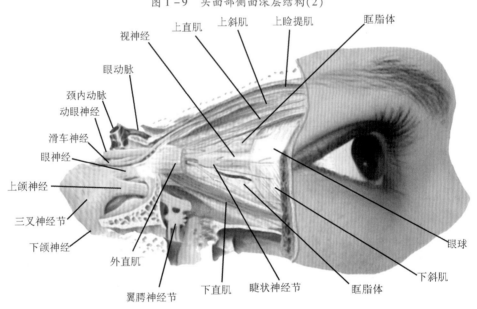

视神经
眼动脉
颈内动脉
动眼神经
滑车神经
眼神经
上颌神经
三叉神经节
下颌神经
外直肌
翼腭神经节
下直肌
睫状神经节
眶脂体
眼球
下斜肌
上直肌
上斜肌
上睑提肌
眶脂体

图1-10　眼眶内结构(侧面观)

　　4)下牙槽神经(inferior alveolar nerve):经下颌孔入下颌管,出颏孔续为颏神经。发支分布于下颌骨及下颌牙齿,还分布于颏区的皮肤(图1-4、1-9)。

　　5. 上颌神经(maxillary nerve)　三叉神经的第2支,由感觉纤维组成,穿圆孔到翼腭窝(图1-10),然后穿眶下裂入眶,改名为眶下神经(图1-4)。

　　6. 颞下颌关节(temporomandibular joint)　由颞骨的下颌窝和下颌骨的下颌头构成(图1-2)。能作开口、闭口、前进、后退和侧方运动。

第三节　面部主要穴位解剖举例

一、面前区穴

主要包括足太阳膀胱经穴睛明、攒竹等;足阳明胃经穴承泣、四白、地仓等;手阳明大肠经穴迎香等;以及经外奇穴球后等。

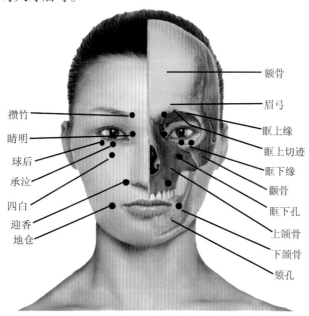

图 1 – 11A　面前区穴解剖图

1. 睛明(图 1 – 11)

(1)体表定位:眼内眦稍上方凹陷处。

(2)针刺深度:缓慢直刺 0.5~1 寸。

(3)与针刺有关的局部解剖:针刺时依次经过皮肤、皮下组织、眼轮匝肌、上泪小管上方、眶隔、内直肌与筛骨眶板之间进入眶脂体(图 1 – 6)。浅层有滑车上神经、内眦动脉的分支、内眦静脉的属支分布(图 1 – 7),深层有眼动脉的分支、眼静脉的属支和动眼神经分布(图 1 – 10)。针刺时,应先固定眼球,不宜过深,针刺方向不要朝向眼球方向,以免损伤眼球;另外不宜提插捻转,以免刺破眶内血管引起血肿。

(4)主治:近视,色盲,急性腰痛等。

2. 攒竹(图 1 – 11)

(1)体表定位:在眉毛内侧,额切迹处。

(2)针刺深度:平刺 0.5~0.8 寸。

(3)与针刺有关的局部解剖:针刺时依次经过皮肤、皮下组织、眼轮匝肌。此穴周围有滑

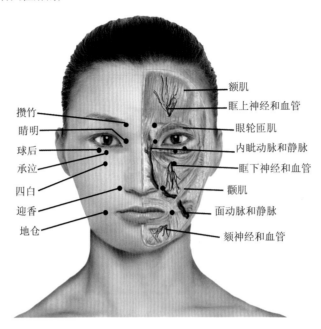

图 1-11B 面前区穴解剖图

车上神经、滑车上动脉的分支和其静脉的属支(图 1-6)。

(4)主治:头痛,目视不明,面瘫,腰痛。

3. 承泣(图 1-11)

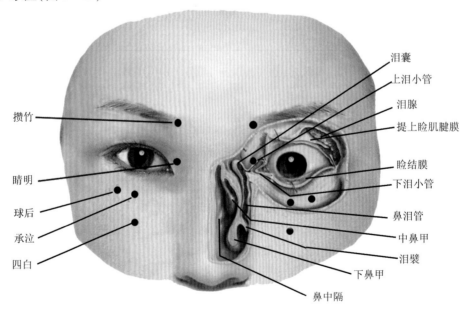

图 1-11C 面前区穴解剖图

(1)体表定位:瞳孔直下,当眼球与眶下缘之间。

(2)针刺深度:缓慢直刺 0.5~1 寸。

（3）与针刺有关的局部解剖：针刺时依次经过皮肤、皮下组织、眼轮匝肌、眶隔、眶脂体、下斜肌（图1－10）。浅层主要有眶下神经的分支，面神经的颧支；深层主要有动眼神经的分支，眼眶内有眼动脉的分支和其静脉的属支（图1－10）。针刺时，注意事项同"睛明"穴。

（4）主治：目赤肿痛，流泪，夜盲，近视，口㖞，面肌痉挛。

4. 四白（图1－11）

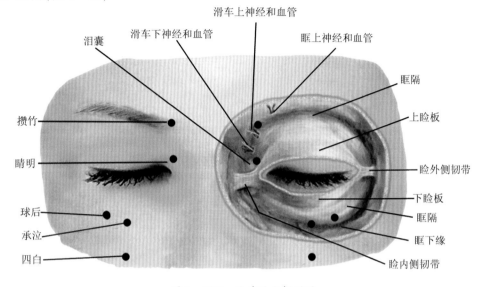

图1－11D　面前区穴解剖图

（1）体表定位：目正视前方，瞳孔直下，位于眶下孔凹陷处。此穴位于眼轮匝肌与提上唇肌之间。

（2）针刺深度：直刺0.3～0.5寸。

（3）与针刺有关的局部解剖：针刺时依次经过皮肤、皮下组织、眼轮匝肌与提上唇肌之间、提口角肌、眶下孔。浅层有眶下神经的分支，面神经的颧支，邻近的主要血管神经有面动脉的分支和其静脉的属支；在眶下孔内有眶下动脉、眶下静脉和眶下神经。若针刺过深入眶下管，眶下动、静脉在管内不易移动，极易刺伤，造成出血。

（4）主治：目赤肿痛，目翳，面痛，口㖞，胆道蛔虫症，头痛，眩晕。

5. 地仓（图1－11A、B）

（1）体表定位：在面部，与口角外侧，上直瞳孔。

（2）针刺深度：直刺0.2寸。

（3）与针刺有关的局部解剖：针刺时依次经过皮肤、皮下组织、口轮匝肌、笑肌和颊肌。浅层有上颌神经和下颌神经的皮支分布，面神经的颊支支配颊肌和口轮匝肌，邻近的主要血管有面动脉和面静脉。

（4）主治：口㖞，流涎，眼睑瞤动。

6. 迎香（图1－11A、B）

（1）体表定位：在鼻翼外缘中点旁，当鼻唇沟中。

（2）针刺深度：向内上平刺1.0～1.5寸。

(3)与针刺有关的局部解剖:针刺时依次经过皮肤、皮下组织、提上唇肌。浅层有眶下神经的皮支分布,面神经的颊支支配提上唇肌,深层有面动脉和其静脉。

(4)主治:鼻塞,口㖞,面痒,胆道蛔虫症等。

7. 球后(图1-11)

(1)体表定位:依靠坐位。当眶下缘外1/4与内3/4交界处。

(2)针刺深度:针身成弧形沿眼球刺向视神经方向0.5~1寸。

(3)与针刺有关的局部解剖:针刺时依次经过皮肤、皮下组织、眼轮匝肌、眶隔、眶脂体、下斜肌与眶下壁之间。浅层主要有眶下神经的分支,面神经的分支和眶下动、静脉的分支或属支。深层主要有动眼神经的分支,眼眶内有眼动、静脉的分支或属支(图1-10)。针刺时注意让病人向上看,固定眼球;此穴位极易出血,不宜提插捻转。

(4)主治:目疾。

二、面侧区穴

主要包括手太阳小肠经穴颧髎、听宫等;手少阳三焦经穴耳门等,足阳明胃经穴颊车、下关等;足少阳胆经穴听会等。

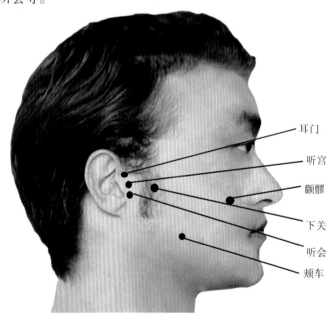

图1-12A 面侧区穴位解剖图

1. 颧髎(图1-12)

(1)体表定位:当眼外眦直下,颧骨下缘凹陷处。

(2)针刺深度:直刺0.3~0.5寸或斜刺0.5~1寸。

(3)与针刺有关的局部解剖:针刺时依次经过皮肤、皮下组织、颧肌、腮腺咬肌筋膜、咬肌。浅层有上颌神经的眶下神经分支、面神经的颧支和颊支、还有面横动脉的分支和其静脉的属支。深层有三叉神经的下颌神经支配咬肌。

(4)主治:口㖞,眼睑瞤动,齿痛,面痛,颊肿。

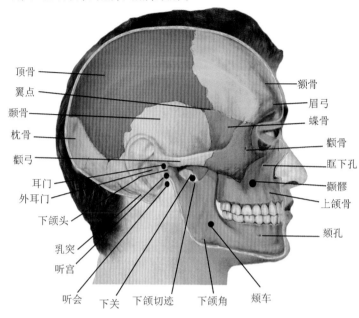

图 1 - 12B　面侧区穴位解剖图

2. 听宫(图 1 - 12)

(1)体表定位:耳屏前,下颌骨髁突后方,张口时凹陷处,耳门穴和听会穴之间。

(2)针刺深度:直刺 0.5 ~ 1 寸。

(3)与针刺有关的局部解剖:针刺时依次经过皮肤、皮下组织、外耳道软骨。穴位处有耳颞神经、颞浅动脉的分支和其静脉的属支。

(4)主治:耳鸣,耳聋,聤耳,齿痛,癫狂病。

3. 耳门(图 1 - 12)

(1)体表定位:当耳前切迹的前方,下颌骨髁突后方,张口时凹陷处。

(2)针刺深度:直刺 0.5 ~ 1 寸。

(3)与针刺有关的局部解剖:针刺时依次经过皮肤、皮下组织、腮腺咬肌筋膜、腮腺。周围有耳颞神经、颞浅动脉的分支和其静脉的属支。

(4)主治:耳鸣,耳聋,聤耳,齿痛。

4. 颊车(图 1 - 12)

(1)体表定位:下颌角前上方一横指。

(2)针刺深度:直刺 0.5 ~ 0.8 寸。

(3)与针刺有关的局部解剖:针刺时依次经过皮肤、皮下组织、腮腺咬肌筋膜、咬肌,咬肌深层为下颌骨。穴位浅层有面神经的下颌缘支,穴位深层有下颌神经的分支咬肌神经支配咬肌。

(4)主治:口㖞,眼睑瞤动,齿痛,面痛,颊肿。

5. 下关(图 1 - 12)

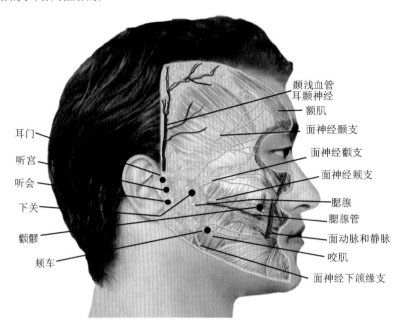

颞浅血管
耳颞神经
额肌
面神经颞支
面神经颧支
面神经颊支
腮腺
腮腺管
面动脉和静脉
咬肌
面神经下颌缘支

耳门
听宫
听会
下关
颧髎
颊车

图 1 - 12C 面侧区穴位解剖图

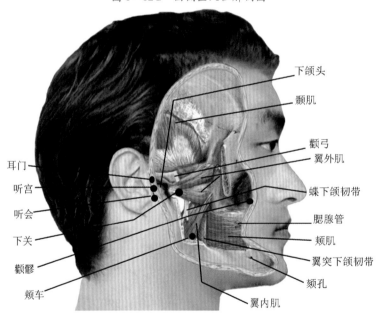

下颌头
颞肌
颧弓
翼外肌
蝶下颌韧带
腮腺管
颊肌
翼突下颌韧带
颏孔

耳门
听宫
听会
下关
颧髎
颊车
翼内肌

图 1 - 12D 面侧区穴位解剖图

(1)体表定位:耳前方,颧弓与下颌切迹所形成的凹陷处。

(2)针刺深度:直刺或斜刺0.5～1寸。

(3)与针刺有关的局部解剖:针刺时依次经过皮肤、皮下组织、腮腺咬肌筋膜、咬肌、翼外肌。浅层有耳颞神经的分支、面神经的颞支、面横动脉和静脉等。深层有翼静脉丛、上颌动脉和静脉、舌神经、下齿槽神经、脑膜中动脉等。

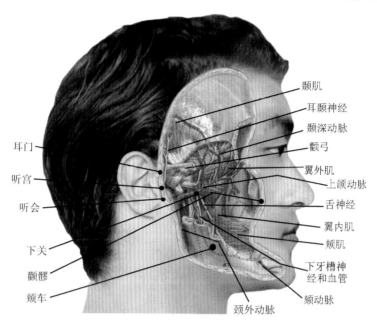

颞肌
耳颞神经
颞深动脉
颧弓
翼外肌
上颌动脉
舌神经
翼内肌
颊肌
下牙槽神经和血管
颏动脉
颈外动脉

耳门
听宫
听会
下关
颧髎
颊车

图 1 - 12E　面侧区穴位解剖图

（4）主治:耳聋,耳鸣,聤耳,齿痛,口㖞,面痛。

6. 听会(图 1 - 12)

（1）体表定位:当耳屏间切迹的前方,下颌骨髁突的后方,张口时凹陷处。

（2）针刺深度:直刺 0.5 ~ 1 寸。

（3）与针刺有关的局部解剖:针刺时依次经过皮肤、皮下组织、腮腺咬肌筋膜、腮腺。穴位周围有耳颞神经、耳大神经以及颞浅动脉和静脉等。

（4）主治:耳鸣,耳聋,聤耳,齿痛,口㖞,面痛。

第二章

颈 部

第一节 概 述

颈部介于头、胸和上肢之间。以脊柱颈部为支柱,前方正中有呼吸道和消化管的颈段;两侧有纵行排列的大血管和神经等;颈部诸结构之间,有疏松结缔组织填充,并形成筋膜鞘和筋膜间隙。颈部淋巴结较多,癌肿转移时,常易受累。

一、主要体表标志

1. **舌骨**(hyoid bone) 位于口腔底与颈前区皮肤相连处的深层,适对第 3 颈椎平面(图2 – 1)。

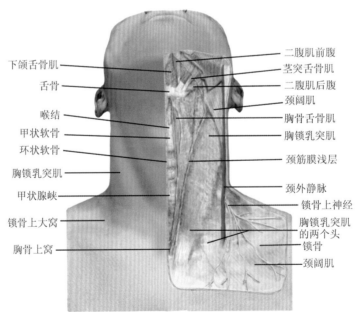

图 2 – 1 颈部前面(1)

2. **甲状软骨**(thyroid cartilage) 位于舌骨下方。其上缘平对第 4 颈椎,前正中线处有喉结,男性较突出(图 2 – 1)。

3. **环状软骨**(cricoid cartilage) 位于甲状软骨下方。环状软骨弓平第6颈椎横突,此软骨可作为计数气管环的标志(图2-1)。

4. **颈动脉结节**(carotid tubercle) 即第6颈椎横突前结节。位于胸锁乳突肌前缘深处,正对环状软骨平面(图1-1)。

5. **胸锁乳突肌**(sternocleidomastoid) 颈部的重要肌性标志,前、后缘明显(图2-1)。

6. **锁骨上大窝**(greater supraclavicular fossa) 位于锁骨中1/3上方。在窝底可以摸到锁骨下动脉搏动(图2-1)。

7. **胸骨上窝**(suprasternal fossa) 为胸骨柄颈静脉切迹上方的凹陷,是触诊气管的部位(图2-1)。

二、体表投影

1. **颈总动脉**(common carotid artery)**和颈外动脉**(external carotid artery) 取下颌角与乳突尖连线的中点由此点至胸锁关节引一连线,为这两条动脉的投影线。又以甲状软骨上缘为界,下方为颈总动脉、上方为颈外动脉的投影线(图2-2)。

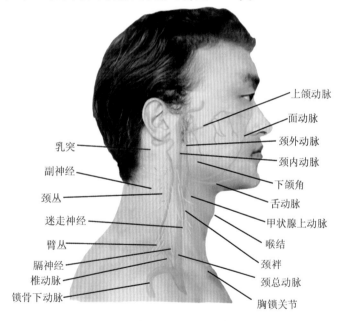

图2-2 颈部动脉和神经的体表投影

2. **锁骨下动脉**(subclavian artery) 自胸锁关节到锁骨中点引一条凸向上的弧线,最高点在锁骨上1.2cm(图2-2)。

3. **颈外静脉**(external jugular vein) 自下颌角至锁骨中点的连线(图2-3)。

4. **副神经**(accessory nerve) 由胸锁乳突肌后缘上、中1/3交点至斜方肌前缘中、下1/3交点的连线(图2-2)。

5. **颈部皮神经点**(punctum nervosum) 在胸锁乳突肌后缘中点附近,是颈部皮神经阻滞麻醉的部位(图2-2)。

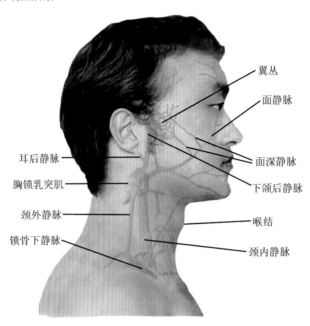

图2-3 颈部静脉的体表投影

6. 臂丛(brachial plexus) 约从胸锁乳突肌后缘中、下1/3交点至锁骨中、外1/3交点连线的稍内侧(图2-2)。

7. 胸膜顶(cupula of pleura)**及肺尖**(apex of lung) 位于锁骨内侧1/3的上方,其最高处距锁骨上缘约2~3cm。

三、颈部的境界和分区

(一)境界

1. 上界 以下颌骨下缘、下颌角至颞骨乳突的连线和枕骨的上项线与头部为界(图2-4)。

2. 下界 胸骨上缘、锁骨上缘、肩锁关节到第七颈椎棘突的连线与胸部及上肢为界(图2-4)。

(二)分区

分两大部分:固有颈部和项部。固有颈部即通常所说的颈部,为两侧斜方肌前缘之间和脊柱颈部前方的部分(图2-4)。项部(颈后区)即斜方肌所在颈部与脊柱颈部之间的部分。

1. 固有颈部 以胸锁乳突肌前、后缘为界,又分为颈前区、胸锁乳突肌区和颈外侧区(图2-4)。

(1)颈前区:上界为下颌骨下缘,外侧界为胸锁乳突肌前缘。

颈前区又以舌骨为标志,分为舌骨上区和舌骨下区(图2-4)。前者包括颏下三角和左、右下颌下三角;后者包括颈动脉三角和肌三角。

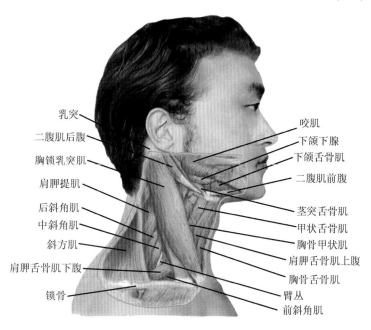

乳突
二腹肌后腹
胸锁乳突肌
肩胛提肌
后斜角肌
中斜角肌
斜方肌
肩胛舌骨肌下腹
锁骨

咬肌
下颌下腺
下颌舌骨肌
二腹肌前腹
茎突舌骨肌
甲状舌骨肌
胸骨甲状肌
肩胛舌骨肌上腹
胸骨舌骨肌
臂丛
前斜角肌

图 2 - 4 颈部侧面(1)

(2)胸锁乳突肌区:指该肌所在的区域(图 2 - 4)。

(3)颈外侧区:位于胸锁乳突肌后缘、斜方肌前缘和锁骨中 1/3 上缘之间,又名颈后三角,肩胛舌骨肌将其分为后上部较大的枕三角和前下部较小的锁骨上大窝(亦称锁骨上三角)(图 2 - 4)。

2. 项区 上界为枕外隆凸和上项线,下界为第 7 颈椎棘突至两侧肩峰的连线(详见第五章)。

第二节 颈部的解剖

一、颈部浅层的主要解剖结构

1. 皮肤和浅筋膜 颈部的皮肤较薄,移动性较大,皮纹横向,手术时,常作横切口,以利愈合(图 2 - 5)。

颈部浅筋膜很疏松,只有颏下部分有较多脂肪。浅筋膜内有颈阔肌、面神经颈支、颈丛的皮支、颈外侧浅淋巴结、颈前静脉及颈外静脉等(图 2 - 6)。

2. 内容

(1)颈阔肌(platysma):为皮肌。起自锁骨下方胸前部的浅筋膜内,越过锁骨斜向上内方;前部纤维附于下颌骨下缘,后部纤维附于腮腺咬肌筋膜,并移行于笑肌(图 2 - 5),主要作用是拉下颌角向下,并使颈部皮肤出现皱褶。肌三角内侧部和枕三角上部未被此肌覆盖。颈阔肌深面有浅静脉、颈横神经和面神经的颈支等(图 2 - 6)。

(2)浅静脉

1)颈前静脉(anterior jugular vein):沿颈前正中线两侧下行,至胸锁乳突肌下份前缘处,穿

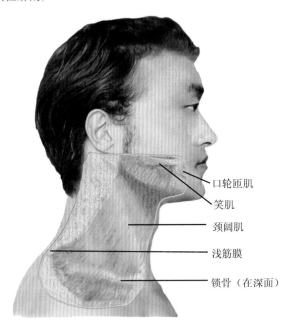

口轮匝肌

笑肌

颈阔肌

浅筋膜

锁骨（在深面）

图 2 - 5　颈部侧面(2)

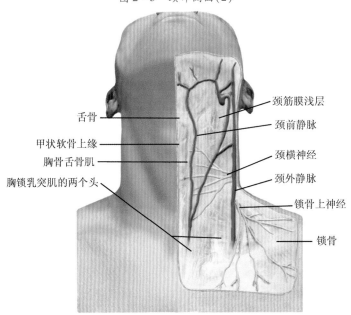

舌骨

甲状软骨上缘

胸骨舌骨肌

胸锁乳突肌的两个头

颈筋膜浅层

颈前静脉

颈横神经

颈外静脉

锁骨上神经

锁骨

图 2 - 6　颈部前面(2)

入胸骨上间隙,经该肌深面汇入颈外静脉(图 2 - 6)。有时左右颈前静脉在胸骨上间隙内吻合称为颈静脉弓。颈前静脉有时仅有一条,位居中线,称颈前正中静脉(anterior median jugular vein)。

2)颈外静脉:由下颌后静脉后支与耳后静脉和枕静脉等汇合而成。沿胸锁乳突肌浅面斜向下行,在锁骨上缘中点上方约 2 ~ 5cm 处穿深筋膜,约2/3 的人注入锁骨下静脉,1/3 入颈内静脉(图2－7)。

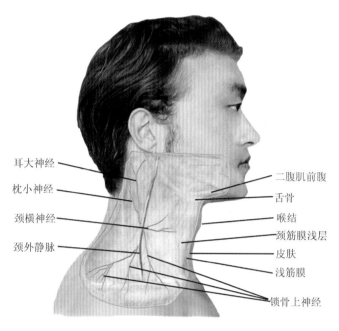

耳大神经

枕小神经

颈横神经

颈外静脉

二腹肌前腹

舌骨

喉结

颈筋膜浅层

皮肤

浅筋膜

锁骨上神经

图2－7 颈部侧面(3)

(3)神经:

1)颈丛皮支:均从胸锁乳突肌后缘中点附近穿出(图2－7),主要分支有:①枕小神经(lesser occipital nerve)分布于枕部及耳廓背面上部的皮肤;②耳大神经(great auricular nerve)分布于耳廓及腮腺区的皮肤;③颈横神经(transverse nerve of neck)分布于颈前区的皮肤;④锁骨上神经(supraclavicular nerves)分布于颈前外侧部、胸前壁上部和肩部的皮肤。

2)面神经的颈支:自腮腺的下端穿出,入颈阔肌深面,行向前下方,支配颈阔肌(图2－5)。

二、颈筋膜及筋膜间隙

颈筋膜(cervical fascia)位于颈部浅筋膜和颈阔肌的深面,围绕颈、项部诸肌和器官,并在血管和神经周围形成筋膜鞘及筋膜间隙。颈筋膜可分为浅、中、深三层(图2－8)。

1. 颈筋膜

(1)浅层:围绕整个颈部,包绕斜方肌和胸锁乳突肌,形成两肌的鞘(图2－8)。颈筋膜浅层在下颌下三角和腮腺区分为两层,分别包绕下颌下腺和腮腺,形成两腺的筋膜鞘。此二鞘被茎突下颌韧带所分隔。

(2)中层:为气管前层又称气管前筋膜或内脏筋膜。前面紧贴在舌骨下肌群的后面,经甲状腺及其血管、气管颈部及颈动脉鞘的前方(图2－8)。两侧于胸锁乳突肌的深面与颈筋膜浅层相连。上方附于舌骨,下方续于纤维心包。

此筋膜于甲状腺左、右叶的后外方分为前、后两层,包绕甲状腺,形成甲状腺鞘(图2－8)。在甲状腺与气管和食管上端邻接处,甲状腺鞘后层增厚形成甲状腺悬韧带。

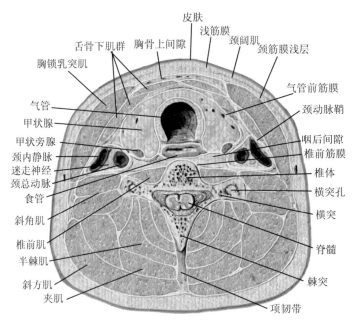

图 2-8 颈部水平面(示颈筋膜)

（3）椎前层：即颈筋膜深层，又名椎前筋膜（prevertebral fascia）（图 2-8）。此层位于椎前肌及斜角肌前面，上起自颅底，下续前纵韧带及胸内筋膜。在两侧，颈交感干、膈神经、臂丛及锁骨下动脉等行其后方。该筋膜向下外方包绕腋血管及臂丛，形成腋鞘，又名颈腋管。

（4）颈动脉鞘（carotid sheath）：是颈筋膜在颈部大血管和迷走神经周围形成的筋膜鞘。上起颅底，下续连至纵隔。内有颈总动脉、颈内动脉、颈内静脉及迷走神经等（图 2-8）。

2. 主要的筋膜间隙

（1）胸骨上间隙（suprasternal space）：是颈筋膜浅层在距胸骨柄上缘 3~4cm 处分为两层，分别附着于胸骨柄的前、后缘所形成的筋膜间隙。内有胸锁乳突肌胸骨头、颈前静脉下段、颈静脉弓、淋巴结及脂肪组织等。

（2）锁骨上间隙（supraclavicular space）：是颈筋膜浅层在锁骨上方分为两层所形成的筋膜间隙，经胸锁乳突肌后方与胸骨上间隙相通；内有颈前静脉、颈外静脉末段及蜂窝组织等。

（3）气管前间隙（pretracheal space）：位于气管前筋膜与气管颈部之间，内有气管前淋巴结、甲状腺下静脉、奇静脉丛、甲状腺最下动脉、头臂干及左头臂静脉；在小儿有胸腺上部，此间隙感染、出血或气肿时可蔓延至上纵隔。

三、颈前区深层的主要解剖结构

以舌骨为界分为舌骨上区和舌骨下区（图 2-4）。

（一）舌骨上区

包括两侧的下颌下三角和单一的颏下三角。

1. 舌骨上肌群　包括二腹肌、茎突舌骨肌、下颌舌骨肌和颏舌骨肌（图 2-9）。

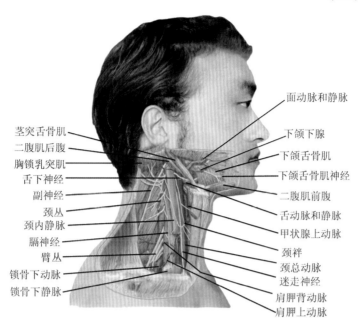

图 2-9　颈部侧面(4)

（1）二腹肌(digastricus)：为肌性标志。前腹起于下颌骨下缘的二腹肌凹,后腹起于颞骨的乳突切迹,中间腱以筋膜系于舌骨体和大角交界处。主要作用是吞咽时上提舌骨,舌骨固定时可使下颌骨下降。后腹由面神经支配,前腹由三叉神经的下颌舌骨肌神经支配。

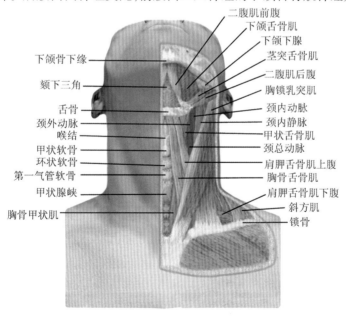

图 2-10　颈部前面(3)

（2）茎突舌骨肌(stylohyoideus)：起于颞骨茎突,沿二腹肌后腹上缘行向前下,下端分成两条包绕二腹肌中间腱止于舌骨大角与体交界处。主要作用是拉舌骨向上后。由面神经支配。

(3)下颌舌骨肌(mylohyoideus):起于下颌骨的下颌舌骨线,纤维向下内行,后面一小部纤维止于舌骨体,大部纤维止于由舌骨体到下颌骨的正中纤维缝上。主要作用是上抬舌骨和口底。由下颌舌骨肌神经支配。

(4)颏舌骨肌(geniohyoideus):在下颌舌骨肌深面,在正中线两旁呈带状肌束,起于下颌骨的颏棘,向后下止于舌骨体。拉舌骨向上前。由第1颈神经的纤维经舌下神经支配。

2. 下颌下三角(submandibular triangle)

(1)境界:位于下颌骨下缘与二腹肌前、后腹之间,又名二腹肌三角(图2-10)。此三角浅面有皮肤、浅筋膜、颈阔肌和颈筋膜浅层,深面由浅入深依次为下颌舌骨肌、舌骨舌肌及咽中缩肌。

(2)内容:主要有下颌下腺、血管、神经及淋巴结等(图2-9)。

1)下颌下腺(submandibular gland):位于颈筋膜浅层所形成的筋膜鞘内。此腺成"U"形,分为浅、深两部。腺管由腺深部的前端发出,经下颌舌骨肌与舌骨舌肌之间前行,开口于舌下阜。

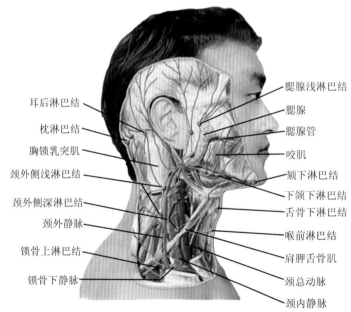

图2-11 头颈部淋巴

2)血管、神经和淋巴结:血管有面动脉、舌动脉和舌静脉。神经有舌下神经(hypoglossal nerve)和舌神经(lingual nerve)。①面动脉:平舌骨大角起自颈外动脉,经二腹肌后腹的深面进入下颌下三角,沿下颌下腺浅部深面前行,至咬肌前缘处绕过下颌骨体下缘入面部。②舌动脉和舌静脉:舌动脉平舌骨大角起自颈外动脉,行向前内,经舌骨舌肌后缘深面入舌;舌的静脉主要是舌深静脉,起于舌尖,在舌下面近中线处向后走行,活体可透过黏膜看到,经下颌舌骨肌深面延续为舌静脉,注入颈内静脉或面静脉。③舌下神经:由二腹肌后腹深面进入下颌下三角,在舌骨的上方,舌骨舌肌的浅面向前行,到舌骨舌肌的前缘进入颏舌肌。支配茎突舌肌、舌骨舌肌、颏舌肌和全部舌内肌的运动。④舌神经:从下颌下三角后部达下颌下腺上内侧,经下颌骨内面与舌骨舌肌之间前行入舌,主要管理舌前2/3的感觉。⑤淋巴结(图2-11):4~6个,为下颌下淋巴结(sub-mandibular lymph nodes),收纳面部主要器官的淋巴,其输出淋巴管注入颈外侧深淋巴结。

3. 颏下三角(submental triangle)

(1)境界:位于左右二腹肌前腹与舌骨之间(图2-10)。浅面有皮肤、浅筋膜和颈筋膜浅层,深面为两侧下颌舌骨肌及其筋膜,称为口膈。其深面为舌下间隙。

(2)内容:包括颏下淋巴结(图2-11)、颏下动脉和下颌舌骨肌神经。

(二)舌骨下区

包括颈动脉三角和肌三角。

1. 舌骨下肌群 四对(图2-10),位于舌骨下方正中线的两侧,居喉、气管、甲状腺的前方,分浅、深两层排列,各肌均依起止点命名,包括胸骨舌骨肌、胸骨甲状肌、甲状舌骨肌和肩胛舌骨肌,主要作用为下拉舌骨,由颈袢支配。

(1)胸骨舌骨肌(sternohyoid):为薄片带状肌,在颈部正中线的两侧,起自胸骨柄的后面,止于舌骨体下缘。

(2)胸骨甲状肌(sternothyroid):在胸骨舌骨肌深面,起自胸骨柄的后面,止于甲状软骨的斜线。

(3)甲状舌骨肌(thyrohyoid):下接胸骨甲状肌,起自甲状软骨的斜线,止于舌骨体和舌骨大角下缘。

(4)肩胛舌骨肌(omohyoid):为细长带状肌,在胸骨甲状肌的外侧。分为上腹和下腹,下腹起自肩胛骨的上缘,前行至胸锁乳突肌下部的深面止于中间腱;上腹自中间腱起始,稍垂直上行,止于舌骨体下缘。

2. 颈动脉三角(carotid triangle)

(1)境界:位于胸锁乳突肌上份前缘、肩胛舌骨肌上腹和二腹肌后腹之间。其浅面为皮肤、浅筋膜、颈阔肌和颈筋膜浅层,深面为椎前筋膜,内侧为咽侧壁及其筋膜(图2-10)。

(2)内容:包括舌下神经及其降支构成的颈袢(cervical ansa),颈内静脉及其属支,颈总动脉及其分支,迷走神经(vagus nerve)及其分支,副神经(accessory nerve)以及颈外侧深淋巴结等(图2-9、2-11)。

1)颈袢:位于颈总动脉浅面,由舌降支和颈降支组成。舌降支是第1颈神经的部分神经纤维加入舌下神经后又分出来的,颈降支是由来自第2、3颈神经前支的神经纤维组成。支配舌骨下肌群。

2)颈内静脉及其属支:颈内静脉位于胸锁乳突肌前缘深面,颈总动脉外侧。其在颈部的属支主要为面静脉、舌静脉和甲状腺上、中静脉。

3)颈总动脉及其分支:颈总动脉位于颈内静脉内侧,约平甲状软骨上缘处分为颈内动脉和颈外动脉。分叉处的后方有颈动脉小球,为化学感受器。颈内动脉起始部和颈总动脉末端的膨大处为颈动脉窦,是压力感受器。颈内动脉在颈部无分支,颈外动脉的主要分支有甲状腺上动脉、舌动脉、面动脉和枕动脉等。

4)迷走神经及其分支:迷走神经经颈静脉孔出入颅,在颈部行于颈动脉鞘内,沿颈内、颈总动脉与颈内静脉之间的后方下行。在下神经节处发出喉上神经,在颈动脉三角处还发出心支,沿颈总动脉表面下行,入胸腔参与心丛构成。

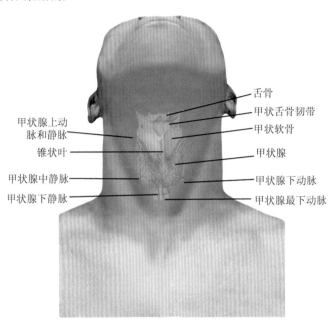

图2-12　甲状腺的位置及其血管

5)副神经:经二腹肌后腹深面入颈动脉三角,在颈内动脉和颈内静脉之间行向后外侧,从胸锁乳突肌上部入该肌深面,发出分支支配该肌,其本干向后经颈后三角至斜方肌支配该肌。

6)颈外侧深淋巴结:为沿颈内静脉排列的一条纵行淋巴结链,收集头颈部的淋巴,其输出管汇集成颈干(图2-11)。

3. 肌三角(muscular triangle)

(1)境界:每侧由颈前正中线、胸锁乳突肌下部前缘、肩胛舌骨肌上腹围成(图2-10)。其浅面为皮肤、浅筋膜、颈阔肌、颈前静脉和颈筋膜浅层,深面为椎前筋膜。

(2)内容:除舌骨下肌群外,还有甲状腺、甲状旁腺、气管、食管等器官(图2-10、2-12)。

1)舌骨下肌群:详见前述。

2)甲状腺(thyroid gland)和甲状旁腺(parathyroid gland):甲状腺呈"H"形,分左、右叶及中间的甲状腺峡。有时自峡部向上伸出一锥状叶,长短不一,最长者可达舌骨。左、右叶贴于喉的下部和气管上部的两侧,上达甲状软骨中部,下至第6气管软骨环。甲状腺峡多位于第2~4气管软骨环的前方(图2-12)。甲状旁腺呈扁椭圆形似绿豆大的小腺体,一般有上下两对,贴附于甲状腺左、右叶后面或埋在甲状腺组织中(图2-8)。

3)气管颈部:上自第6颈椎下缘高度与喉相连,下平胸骨颈静脉切迹处移行为气管胸部。成人长约6.5cm,由6~8个气管软骨及其间的软组织构成,活动性较大。

4)食管颈部:上平环状软骨平面与咽相接,下端在颈静脉切迹平面处移行为食管胸部。

四、胸锁乳突肌区的主要解剖结构

是指该肌在颈部所在的区域。其内主要有颈袢、颈动脉鞘、颈丛和颈交感干(图2-13)。颈袢、颈动脉鞘、颈丛前已叙述,现主要介绍颈交感干。

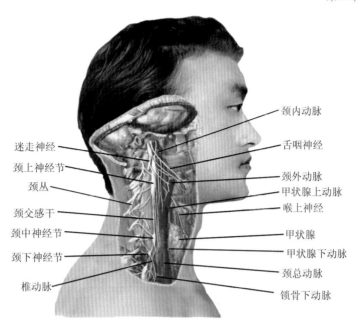

图 2-13 颈部侧面(5)

颈交感干(cervical part of sympathetic trunk)由颈上、中、下交感干神经节及其节间支组成,位于脊柱两侧,被颈筋膜的椎前层所覆盖。颈上神经节(superior cervical ganglion)最大,呈梭形,位于第2~3颈椎横突前方。颈中神经节(middle cervical ganglion)最小或不明显,位于第6颈椎横突前方。颈下神经节(inferior cervical ganglion)位于第7颈椎平面,椎动脉起始处后方,多与第1胸神经节融合为颈胸神经节(cervicothoracic ganglion),又名星状神经节(stellate ganglion)。以上3对神经节各发出心支入胸腔参与心丛组成。

五、颈外侧区的主要解剖结构

是位于胸锁乳突肌后缘、斜方肌前缘和锁骨中1/3上缘之间,又名颈后三角。肩胛舌骨肌下腹又将其分为后上部较大的枕三角(occipital triangle)和前下部较小的锁骨上三角(supraclavicular triangle)亦称锁骨上大窝(图2-4)。

(一)枕三角

其内有副神经及颈、臂丛分支(图2-9)。臂丛分支包括①肩胛背神经(dorsal scapular nerve):支配菱形肌(详见第五章)。②肩胛上神经(suprascapular nerve):支配冈上肌和冈下肌(详见第六章)。③胸长神经(long thoracic nerve)支配前锯肌(详见第三章)。

(二)锁骨上三角(肩胛舌骨肌锁骨三角)

其内有锁骨下静脉及静脉角、锁骨下动脉及直接或间接分支(肩胛背动脉、肩胛上动脉和颈横动脉)、臂丛等(图2-9)。

第三节 颈部主要穴位解剖举例

一、颈前外侧区穴

颈部的主要穴位包括手阳明大肠经穴天鼎、扶突等;手少阳三焦经穴天牖、翳风等;足阳明胃经穴人迎、水突、气舍、缺盆等。

1. 天鼎(图2-14)

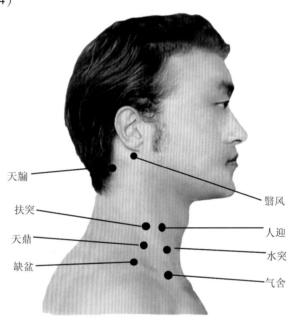

图2-14A 颈部侧面穴位解剖图

(1)体表定位:颈外侧部,横平环状软骨,胸锁乳突肌的后缘。

(2)针刺深度:直刺0.5~0.8寸。

(3)与针刺有关的局部解剖:针刺经过皮肤、皮下组织(颈阔肌)、颈筋膜浅层、胸锁乳突肌后缘、椎前筋膜、斜角肌间隙。针刺时要避免刺伤颈丛的皮神经和斜角肌间隙内臂丛的神经。

(4)主治:咽喉肿痛,暴喑,瘰疬,瘿气。

2. 扶突(图2-14)

(1)体表定位:在颈外侧部,喉结旁,当胸锁乳突肌的前、后缘之间。

(2)针刺深度:直刺0.5~0.8寸。

(3)与针刺有关的局部解剖:针刺经过皮肤、皮下组织(颈阔肌)、颈筋膜浅层、胸锁乳突肌、颈动脉鞘后缘。浅层有颈横神经、颈外静脉及其属支。针刺时要避免刺伤深层颈动脉鞘内及其周围的血管和神经。

(4)主治:瘿气,暴喑,咽喉肿痛,咳嗽,气喘。

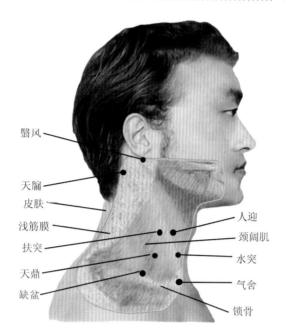

图 2 - 14B　颈部侧面穴位解剖图

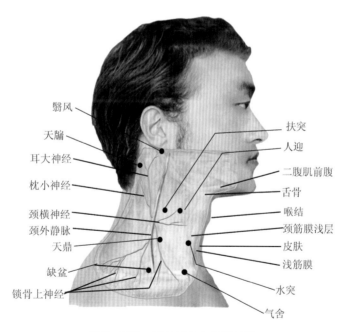

图 2 - 14C　颈部侧面穴位解剖图

3. 天牖(图 2 - 14)

(1)体表定位:在颈外侧部,当乳突的后方直下,平下颌角,胸锁乳突肌后缘的凹陷处。

(2)针刺深度:直刺 0.5~1.0 寸。

(3)与针刺有关的局部解剖:针刺经过皮肤、皮下组织、斜方肌和胸锁乳突肌之间、头夹肌、头半棘肌。浅层分布有颈外静脉及其属支、耳大神经和枕小神经。深层有枕动脉的分支和枕静脉的属支。

(4)主治:头痛,项强,目痛,耳聋,瘰疬,面肿。

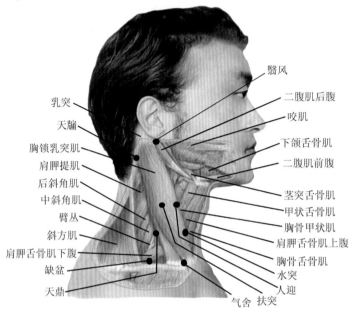

图 2-14D　颈部侧面穴位解剖图

4. 翳风(图 2-14)

(1)体表定位:在耳垂后方,当乳突与下颌角之间的凹陷处。

(2)针刺深度:直刺 0.8～1.2 寸。

(3)与针刺有关的局部解剖:针刺经过皮肤、皮下组织、腮腺。浅层分布有耳大神经和颈外静脉的属支;深层有耳后动脉和面神经等。

(4)主治:耳鸣,耳聋,聤耳,口㖞,牙关紧闭,齿痛,呃逆,瘰疬,颊肿。

5. 人迎(图 2-14)

(1)体表定位:在颈部,喉结旁,当胸锁乳突肌前缘,颈总动脉搏动处。

(2)针刺深度:避开动脉直刺 0.3～0.8 寸。

(3)与针刺有关的局部解剖:针刺经过皮肤、皮下组织(颈阔肌)、颈筋膜浅层及胸锁乳突肌前缘、肩胛舌骨肌后缘及颈筋膜深层、咽下缩肌。浅层有颈横神经,面神经颈支;深层有颈袢的分支,甲状腺上动脉的分支和其静脉的属支,颈动脉鞘内结构;再深层有颈交感干等。针刺不宜过深,应避开颈总动脉分叉处,以免刺中颈动脉窦引起血压的异常;应避开迷走神经和颈交感干,以免引起内脏神经活动的紊乱。

(4)主治:咽喉肿痛,胸满喘息,瘰疬,瘿气,头痛,眩晕。

6. 水突(图 2-14)

(1)体表定位:在颈部,平环状软骨,胸锁乳突肌前缘,当人迎与气舍连线的中点。

(2)针刺深度:直刺 0.3～0.5 寸。

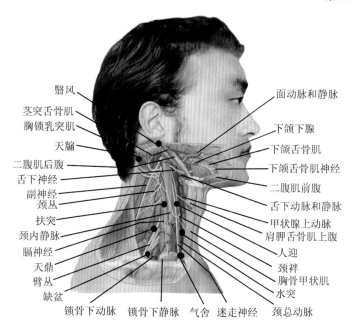

图 2－14E　颈部侧面穴位解剖图

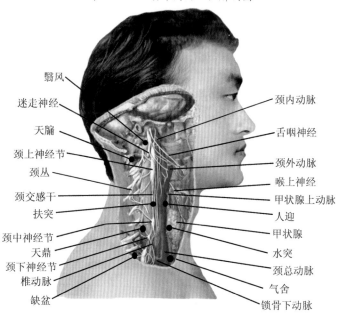

图 2－14F　颈部侧面穴位解剖图

（3）与针刺有关的局部解剖：针刺经过皮肤、皮下组织、颈筋膜浅层、胸锁乳突肌、肩胛舌骨肌和胸骨甲状肌。浅层有颈横神经，深层有甲状腺等结构。

（4）主治：咳嗽，哮喘，咽喉肿痛，瘿瘤，瘰疬。

7. 气舍（图 2－14）

（1）体表定位：在颈部，当锁骨内侧端的上缘，胸锁乳突肌的胸骨头与锁骨头之间。

(2)针刺深度:直刺 0.3~0.5 寸。

(3)与针刺有关的局部解剖:针刺经过皮肤、皮下组织、胸锁乳突肌两头之间。针刺时不宜过深,以免刺伤胸膜顶和肺尖,引起气胸。

(4)主治:咳嗽,哮喘,呃逆,咽喉肿痛,瘿瘤,瘰疬,颈项强痛。

8. 缺盆(图 2-14)

(1)体表定位:在锁骨上大窝中央,距前正中线 4 寸。

(2)针刺深度:直刺或向后背横刺 0.3~0.5 寸。

(3)与针刺有关的局部解剖:针刺经过皮肤、皮下组织(颈阔肌)、颈筋膜浅层、臂丛。浅层分布有锁骨上神经,深层有颈横动脉、颈横静脉,臂丛的锁骨上部等。不可深刺以免引起气胸或神经损伤。

(4)主治:咳嗽,哮喘,缺盆中痛,咽喉肿痛,瘰疬,颈肿。

二、颈前正中区穴

颈前正中区穴主要包括任脉穴天突、廉泉等。

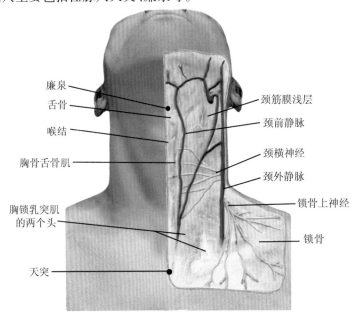

图 2-15A 颈部前面穴位解剖图

1. 天突(图 2-15)

(1)体表定位:仰靠坐位,在颈部当前正中线上,胸骨上窝中央。

(2)针刺深度:先直刺 0.2 寸,当针尖超过胸骨柄后缘后,再向下沿胸骨柄后缘、气管前缘缓慢刺入 0.5~1.0 寸。

(3)与针刺有关的局部解剖:针刺经过皮肤、皮下组织、胸骨上间隙、气管前间隙。其胸骨柄的后方有头臂干、左颈总动脉、主动脉弓、头臂静脉等结构。向下刺时针尖应靠近胸骨柄,不宜向两侧和后方偏离,切忌过深。

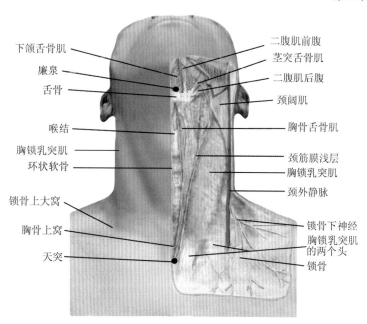

图 2－15B　颈部前面穴位解剖图

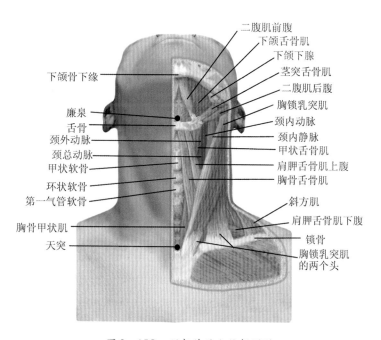

图 2－15C　颈部前面穴位解剖图

（4）主治：咳嗽，哮喘，胸痛，咽喉肿痛，暴瘖，噎嗝等。

2. 廉泉（图 2－15）

（1）体表定位：仰靠坐位。在颈部当前正中线上，喉结上方，舌骨上缘凹陷处。

（2）针刺深度：针尖向咽喉部刺入 0.5～0.8 寸。

(3)与针刺有关的局部解剖:针刺经过皮肤、皮下组织、颈筋膜浅层、下颌舌骨肌、颏舌骨肌、颏舌肌。

(4)主治:舌强不语,舌下肿痛,口舌生疮,咽喉肿痛等。

第三章

胸 壁

第一节 概 述

　　胸部位于颈部与腹部之间,两侧移行于上肢。胸廓是胸部的支架,由胸骨、12 对肋、胸椎及连结组织构成,其外面被覆以皮肤和肌,内面衬以胸膜,构成胸壁。胸壁和膈围成的腔隙称为胸腔。

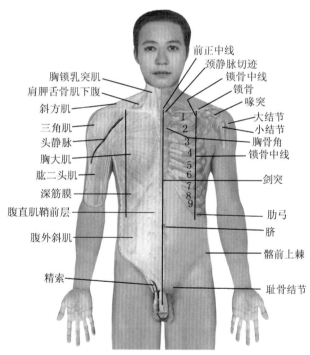

图 3-1 胸腹壁前面(1)

胸锁乳突肌
肩胛舌骨肌下腹
斜方肌
三角肌
头静脉
胸大肌
肱二头肌
深筋膜
腹直肌鞘前层
腹外斜肌
精索

前正中线
颈静脉切迹
锁骨中线
锁骨
喙突
大结节
小结节
胸骨角
锁骨中线
剑突
肋弓
脐
髂前上棘
耻骨结节

一、体表标志

1. **锁骨**(clavicle) 在胸前上方两侧,全长在皮下均可摸到(图 3-1)。
2. **颈静脉切迹**(jugular notch) 为胸骨上缘中份的陷凹,平第 2 胸椎下缘水平(图 3-1)。

3. **胸骨角**(sternal angle) 胸骨柄与胸骨体交界处的向前的隆起,其平对第2肋,且平第4胸椎下缘水平(图3-1)。

4. **剑突**(xiphoid process) 为胸骨体下方的突起,它与胸骨体结合的侧方连结第7肋软骨,平第9胸椎下缘水平(图3-1)。

5. **肋弓**(costal arch) 为胸侧壁的下界,由第8~10对肋软骨依次连于上一肋软骨,形成

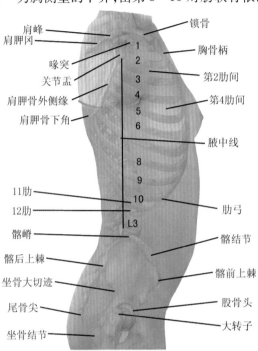

图3-2 胸腹壁侧面(1)

一对肋弓。肋弓的最低点平第2、3腰椎之间的水平(图3-1、3-2)。

6. **乳头**(papillae) 男性乳头位于锁骨中线平第4肋间隙(图3-2)。

二、胸部的标志线

1. **前正中线**(anterior median line) 沿身体前面中线所作的垂线(图3-1)。

2. **锁骨中线**(midclavicular line) 通过锁骨中点向下所作的垂线(图3-1)。

3. **腋前线**(anterior axillary line) 沿腋窝前缘(腋前襞)向下所作的垂线。

4. **腋中线**(midaxillary line) 沿腋窝中点向下所作的垂线(图3-2)。

5. **腋后线**(posterior axillary line) 沿腋窝后缘(腋后襞)向下所作的垂线。

6. **肩胛线**(scapular line) 通过肩胛骨下角所作的垂线。

7. **后正中线**(posterior median line) 沿身体后面中线(通过椎骨棘突)所作的垂线。

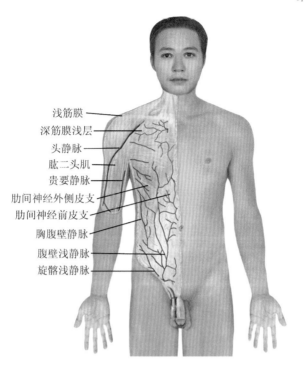

浅筋膜
深筋膜浅层
头静脉
肱二头肌
贵要静脉
肋间神经外侧皮支
肋间神经前皮支
胸腹壁静脉
腹壁浅静脉
旋髂浅静脉

图 3 - 3　胸腹壁前面(2)

第二节　胸壁的解剖

一、浅层结构

(一)皮肤

胸前部的皮肤较薄,除胸骨前面的皮肤外,其余部分的皮肤有较大的活动性(图 3 -3)。

(二)浅筋膜

其内含有脂肪组织、血管、神经和淋巴管等。胸前外侧区较厚,胸骨前面几乎无脂肪组织(图 3 -3)。

1. 血管

(1)动脉:在距胸骨外侧缘 1cm 处有胸廓内动脉的穿支穿出,分布于胸前内侧区,在女性还可分布到乳房。在腋中线处有肋间后动脉的外侧支穿出,分布到胸侧壁的浅筋膜和皮肤。

(2)静脉:在浅筋膜内形成静脉网。其中较大的静脉是胸腹壁静脉(thoracoepigastric vein),它起于脐周静脉网,沿胸侧壁上行向上,最后注入腋静脉(图 3 -3)。

2. 神经　胸部的皮神经除胸壁上部由锁骨上神经分布外,主要是第 2 ~7 肋间神经的皮支分布。肋间神经在腋前线处发出外侧皮支,在近胸骨外侧缘处发出前皮支。肋间神经对皮肤的分布呈明显的节段性(图3-3)。

(三)乳房

乳房(breast) 为皮肤特殊分化的器官,小儿及男性的乳房不发达。成年女性乳房位于胸前壁的浅筋膜内,在第2~6肋之间,乳房的内、外侧缘位于胸骨外侧缘与腋中线之间(图3-2)。

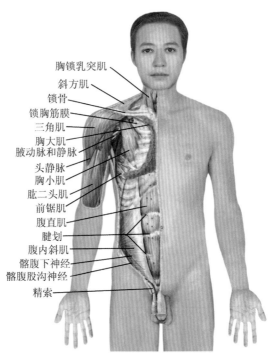

图3-4 胸腹壁前面(3)

二、深层结构

(一)深筋膜

位于浅筋膜深面,分为浅、深两层(图3-3)。浅层覆于胸大肌和前锯肌的表面;深层在胸大肌的深面,它包绕胸小肌,在胸小肌下缘处与浅层融合成一层,并续于腋筋膜。深层向上,张于喙突、锁骨与胸小肌上缘之间,称为锁胸筋膜(图3-4)。有胸肩峰动脉及胸内、外侧神经穿出,分布于胸大肌和胸小肌;头静脉及淋巴管穿过该筋膜分别注入腋静脉和淋巴结。

(二)肌层

胸前外侧部的肌有胸大肌,在其深面有胸小肌。在胸廓侧面有前锯肌和腹外斜肌,胸廓的前下部有腹直肌的抵止部(图3-4、3-5)。

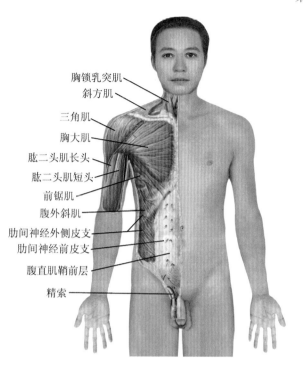

图 3 - 5 胸腹壁前面(4)

1. 胸大肌(pectoralis major) 位于胸前区表面,呈扇形,宽而厚。起自锁骨内侧半、胸骨和第 1～6 肋软骨等处,肌束集合向外,以扁腱止于肱骨大结节嵴。其作用为使肱骨内收和旋内。由胸内侧神经和胸外侧神经支配(图 3 - 5)。

2. 胸小肌(pectoralis minor) 位于胸大肌深面,呈三角形。起自第 3～5 肋,止于肩胛骨喙突。其作用为牵拉肩胛骨向前下方;若肩胛骨固定,则可上提第 3～5 肋,协助吸气。由胸内侧神经支配(图 3 - 4)。

3. 前锯肌(serratus anterior) 位于胸廓侧面,起于第 1～8 或 9 肋骨外面,肌束向内后行,止于肩胛骨内侧缘(图 3 - 6)。其作用为拉肩胛骨向前,并使肩胛骨固定在胸廓上。由胸长神经支配(图 3 - 7)。

(三)血管神经

1. 胸肩峰动脉(thoracoacromial artery) 为腋动脉的分支。胸肩峰动脉一般穿过锁胸筋膜后分为 4 支,营养胸大肌、胸小肌、三角肌和肩关节等处(图 3 - 7)。

2. 胸外侧神经(lateral thoracic nerve) 为臂丛的分支。起于臂丛的外侧束,穿过锁胸筋膜后进入胸部支配胸大肌(图 3 - 7)。

3. 胸内侧神经(medial thoracic nerve) 为臂丛的分支。起于臂丛的内侧束,走行于锁胸筋膜和胸小肌的深面。穿过胸小肌后进入胸大肌,支配胸大肌和胸小肌(图 3 - 7)。

4. 胸长神经(longer thoracic nerve) 为臂丛的分支。起于臂丛的根部,向前下方走行在前锯肌的表面并支配前锯肌(图 3 - 7)。

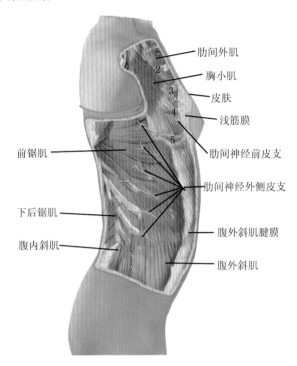

图3-6 胸腹壁侧面(2)

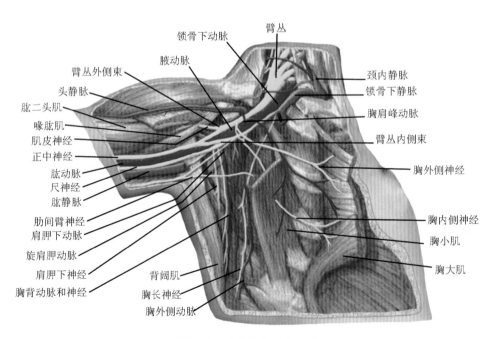

图3-7 腋区和胸前外侧壁

（四）肋间隙

12 对肋之间形成 11 对肋间隙,其内填充有软组织,包括肋间肌、肋间血管和神经等（图3 -8、3 -9）。

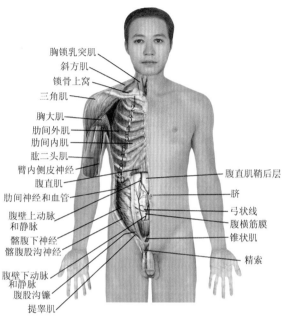

图 3 -8 胸腹壁前面(5)

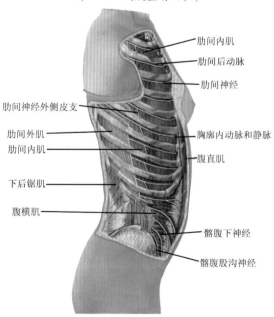

图 3 -9 胸腹壁侧面(3)

1. **肋间外肌**(external intercostal muscle)　位于各肋间隙的浅层,在肋软骨间隙处,无肋间外肌,由结缔组织形成的肋间外膜代替。其作用是提肋,助吸气。

2. **肋间内肌**(internal intercostal muscle)　位于肋间外肌的深面。其作用是降肋,助呼气。

3. **肋间后血管和肋间神经**　肋间后血管和神经走在肋间内、外肌之间。从上向下的排列关系是肋间后静脉、肋间后动脉和肋间神经。

第三节　胸壁主要穴位解剖举例

　　分布在胸前外侧壁的主要穴位包括手太阴肺经穴中府、云门;手厥阴心包经穴天池等;足太阴脾经穴食窦、周荣、大包等;足阳明胃经穴气户、乳中等;足厥阴肝经穴章门、期门等;足少阳胆经穴渊腋、日月、京门等;足少阴肾经穴步廊、俞府等;任脉穴鸠尾、膻中、华盖等。

一、手太阴肺经穴

1. 云门(图3-10)

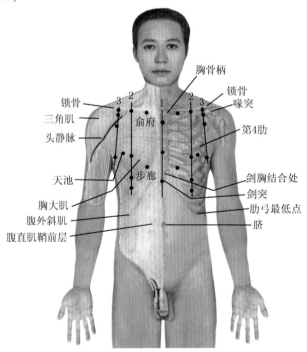

图3-10A　胸壁前面穴位解剖图(一侧透骨)
1线上穴位自下而上分别为:鸠尾、膻中、华盖
2线上穴位自上而下分别为:气户、乳中、期门、日月
3线上穴位自上而下分别为:云门、中府、周荣、食窦

（1）体表定位：距前正中线 6 寸，位于锁骨外侧端下方的凹陷处，喙突内侧。

（2）针刺深度：向外斜刺 0.5～0.8 寸。

（3）与针刺有关的局部解剖：针刺主要经过皮肤、浅筋膜、三角肌、锁胸筋膜等。皮肤和浅筋膜主要有锁骨上神经分布，浅静脉为头静脉。深面邻近的血管神经主要有胸肩峰动脉的分支、胸内侧神经和胸外侧神经。在针刺时要注意深度的掌握，因为穴位的深层邻近胸膜腔，如掌握深度不合理，易造成气胸。

（4）主治：咳嗽，气喘，胸痛，肩痛。

2. 中府（图 3-10）

（1）体表定位：距前正中线 6 寸，云门下 1 寸，平第 1 肋间隙。

（2）针刺深度：向外斜刺 0.5～0.8 寸。

（3）与针刺有关的局部解剖：针刺的主要层次为：皮肤、浅筋膜、胸大肌、胸小肌等。针刺有关的血管和神经以及注意事项基本同云门穴。

（4）主治：咳嗽，气喘，胸痛，肩背痛。

二、手厥阴心包经穴

天池（图 3-10）

（1）体表定位：乳头外侧 1 寸，当第 4 肋间隙中。

（2）针刺深度：直刺 0.3～0.4 寸。

（3）与针刺有关的局部解剖：针刺经过皮肤、浅筋膜、胸大肌。浅层有第 3～5 肋间神经的外侧皮支分布，浅筋膜内有胸腹壁静脉。深面邻近的血管神经主要有胸肩峰动脉的分支、胸内侧神经和胸外侧神经。此穴不宜深刺，以免造成气胸。

（4）主治：咳嗽，气喘，乳痈，乳汁少，胸闷，胁肋胀痛，瘰疬。

三、足太阴脾经穴

1. 食窦（图 3-10）

（1）体表定位：在胸外侧部，当第 5 肋间隙，居前正中线 6 寸。

（2）针刺深度：斜刺或平刺 0.5～0.8 寸。

（3）与针刺有关的局部解剖：针刺经过皮肤、浅筋膜、前锯肌、肋间外肌。浅层有第 4～6 肋间神经的外侧皮支分布，浅筋膜内有胸腹壁静脉；深层有胸长神经的分支、第 5 肋间神经以及第 5 肋间后动、静脉（图 3-9）。此穴不宜深刺，以免造成气胸。

（4）主治：腹胀，反胃，食入即吐，水肿，胸胁胀痛。

2. 周荣（图 3-10）

（1）体表定位：在胸外侧部，当第 2 肋间隙，居前正中线 6 寸。

（2）针刺深度：斜刺或平刺 0.5～0.8 寸。

（3）与针刺有关的局部解剖：针刺经过皮肤、浅筋膜、胸大肌、腋筋膜。浅层有第 1～3 肋间神经的外侧皮支分布，浅筋膜内有浅静脉；深面邻近的血管神经主要有胸肩峰动脉的分支、胸内侧神经和胸外侧神经（图 3-7）。此穴不宜深刺，以免造成气胸。

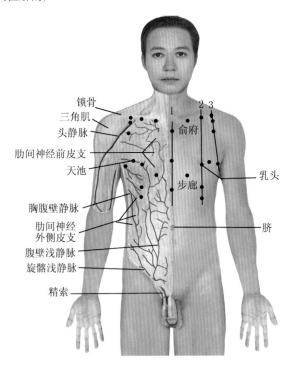

图 3 - 10B 胸壁前面穴位解剖图

1 线上穴位自下而上分别为:鸠尾、膻中、华盖

2 线上穴位自上而下分别为:气户、乳中、期门、日月

3 线上穴位自上而下分别为:云门、中府、周荣、食窦

(4)主治:咳喘,不思饮食,胸胁胀满疼痛。

3. 大包(图 3 - 11)

(1)体表定位:在胸外侧部,腋中线上,当第 6 肋间隙。

(2)针刺深度:斜刺或平刺 0.5 ~ 0.8 寸。

(3)与针刺有关的局部解剖:针刺经过皮肤、浅筋膜、前锯肌。浅层有第 5 ~ 7 肋间神经的外侧皮支分布,浅筋膜内有胸腹壁静脉属支;深层有胸长神经的分支和胸外侧动、静脉的分支或属支(图 3 - 7)。此穴不宜深刺,以免造成气胸。

(4)主治:咳喘,胸胁胀痛,全身疼痛,四肢无力。

四、足阳明胃经穴

1. 气户(图 3 - 10)

(1)体表定位:锁骨中点之下缘处,距前正中线 4 寸。

(2)针刺深度:斜刺或直刺 0.5 ~ 0.8 寸。

(3)与针刺有关的局部解剖:针刺经过皮肤、浅筋膜、胸大肌。浅层有锁骨上神经的分支;深层的血管神经主要是胸肩峰动脉的分支及静脉的属支,胸外侧神经和胸内侧神经的分支(图 3 - 7)。

(4)主治:咳嗽,哮喘,呃逆,胸胁胀满。

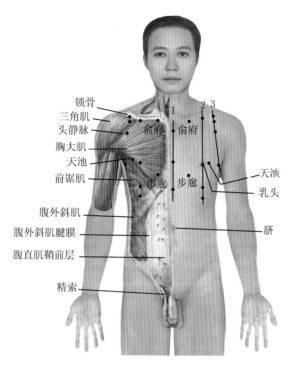

图 3 - 10C 胸腹壁前面穴位解剖图

1 线上穴位自下而上分别为:鸠尾、膻中、华盖

2 线上穴位自上而下分别为:气户、乳中、期门、日月

3 线上穴位自上而下分别为:云门、中府、周荣、食窦

2. 乳中(图 3 - 10)

(1)体表定位:乳中当第 4 肋间,乳头正中。

(2)针刺深度:乳中穴只作标志,不针不灸。

(3)与针刺有关的局部解剖:此穴的浅筋膜较厚,女性为乳头部位。深层为胸大肌或其下缘。

五、足厥阴肝经穴

1. 章门(图 3 - 11)

(1)体表定位:在侧腹部,当第 11 肋游离端的下方。

(2)针刺深度:斜刺或平刺 0.5 ~ 1 寸。

(3)与针刺有关的局部解剖:针刺经过皮肤、浅筋膜、腹外斜肌、腹内斜肌和腹横肌。针刺过深右侧易损伤肝脏(图 3 - 10),左侧可能损伤脾脏。

(4)主治:腹胀,泄泻,痞块,胁痛,黄疸。

2. 期门(图 3 - 10)

(1)体表定位:当乳头直下,第 6 肋间隙,距前正中线 4 寸。

(2)针刺深度:斜刺或平刺 0.5 ~ 0.8 寸。

(3)与针刺有关的局部解剖:针刺经过皮肤、浅筋膜、胸大肌的下缘、腹外斜肌、肋间外肌

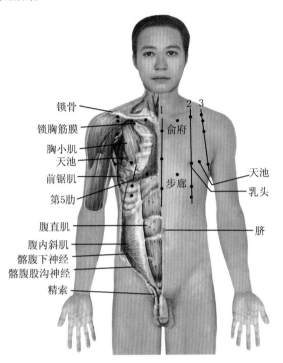

图 3 – 10D　胸壁前面穴位解剖图

1 线上穴位自下而上分别为:鸠尾、膻中、华盖

2 线上穴位自上而下分别为:气户、乳中、期门、日月

3 线上穴位自上而下分别为:云门、中府、周荣、食窦

和肋间内肌。浅层有第 6 肋间神经的外侧皮支分布,浅静脉为胸腹壁静脉的属支;深层可毗邻第 6 肋间神经、第 6 肋间后动脉和静脉。如果深刺右侧可误伤肝脏,左侧可误伤横结肠和胃。

(4)主治:胸胁胀痛,腹胀,呃逆,吐酸,乳痈,郁闷。

六、足少阳胆经穴

1. 渊腋(图 3 – 11)

(1)体表定位:侧卧,在腋中线上,平第 4 肋间隙,举臂取穴。

(2)针刺深度:斜刺 0.5～0.8 寸。

(3)与针刺有关的局部解剖:针刺主要层次为皮肤、浅筋膜、前锯肌、肋间外肌。浅层有第 3～5 肋间神经的外侧皮支、胸腹壁静脉;深层有胸外侧动脉、静脉和胸长神经(图 3 – 7)。

(4)主治:胸满,胁痛,上肢痹痛。

2. 日月(图 3 – 10)

(1)体表定位:在上腹部,当乳头直下,第 7 肋间,距前正中线 4 寸。

(2)针刺深度:斜刺或直刺 0.5～0.8 寸。

(3)与针刺有关的局部解剖:针刺经过皮肤、浅筋膜、腹外斜肌、肋间外肌、肋间内肌和腹横肌。针刺时以不穿透腹横肌为宜,以免右侧损伤肝脏,左侧进入胃;斜刺时,针尖不宜过分向上,以免穿透胸腔。

(4)主治:黄疸,呕吐,吞酸,呃逆,胃脘痛,胁肋胀痛。

3. **京门**(图3-11)

(1)体表定位:在侧腰部,章门后1.8寸,当第12肋骨游离端的下方。

(2)针刺深度:斜刺或直刺0.5~1寸。

(3)与针刺有关的局部解剖:针刺经过皮肤、浅筋膜、腹外斜肌、腹内斜肌和腹横肌。

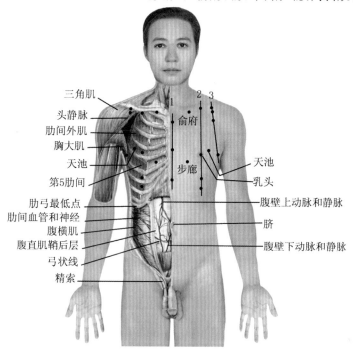

图3-10E 胸壁前面穴位解剖图

1 线上穴位自下而上分别为:鸠尾、膻中、华盖

2 线上穴位自上而下分别为:气户、乳中、期门、日月

3 线上穴位自上而下分别为:云门、中府、周荣、食窦

(4)主治:小便不利,水肿,腹胀,泄泻,肠鸣,呕吐,腰痛,胁痛。

七、足少阴肾经穴

1. **步廊**(图3-10)

(1)体表定位:平第5肋间,距前正中线2寸。

(2)针刺深度:斜刺或平刺0.5~0.8寸。

(3)与针刺有关的局部解剖:针刺经过皮肤、浅筋膜、胸大肌、肋间外肌、肋间内肌。浅层有第4~6肋间神经的前皮支分布,血管有胸廓内动脉的穿支及伴行静脉,深面的胸大肌主要由胸肩峰动脉的分支营养、胸内侧神经和胸外侧神经支配(图3-7),肋间肌主要由第5肋间后动脉营养、第5肋间神经支配。如果针刺步廊过深,可误伤大血管、心脏或肺脏。

(4)主治:咳嗽,气喘,胸胁胀满,呕吐等。

2. **俞府**(图3-10)

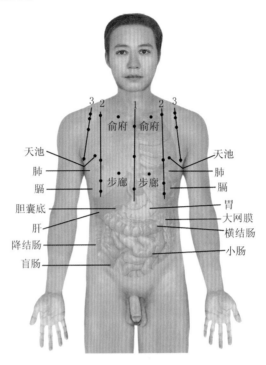

图3-10F　胸壁前面穴位解剖图(透内脏)
1线上穴位自下而上分别为:鸠尾、膻中、华盖
2线上穴位自上而下分别为:气户、乳中、期门、日月
3线上穴位自上而下分别为:云门、中府、周荣、食窦

(1)体表定位:距前正中线2寸,当锁骨下缘。

(2)针刺深度:斜刺或平刺0.5～0.8寸。

(3)与针刺有关的局部解剖:针刺经过皮肤、浅筋膜、胸大肌、锁骨下肌。浅层有锁骨上神经分布,血管有胸廓内动脉的穿支和伴行静脉,深面主要有胸肩峰动脉的分支,邻近有锁骨下动脉和静脉和臂丛神经(图3-7)。深刺俞府可造成气胸。

(4)主治:咳嗽,气喘,胸胁胀满,呕吐等。

八、任脉穴

1. 鸠尾(图3-10)

(1)体表定位:前正中线上,剑胸结合处下1寸。

(2)针刺深度:平刺0.3～0.5寸。

(3)与针刺有关的局部解剖:针刺经过皮肤、浅筋膜、腹白线,腹横筋膜。浅层主要有第5～7肋间神经的前皮支分布,血管有腹壁上动脉的穿支和伴行静脉。

(4)主治:胸闷,胸痛,腹胀,癫狂等。

2. 膻中(图3-10)

(1)体表定位:当前正中线,平第4肋间;两乳头连线的中点。

(2)针刺深度:平刺0.3～0.5寸。

(3)与针刺有关的局部解剖:针刺经过皮肤、浅筋膜至胸骨。浅层主要有第 3～5 肋间神经的前皮支分布,血管有胸廓内动脉的穿支和伴行静脉。

(4)主治:胸闷,胸痛,气短,咳喘等。

3. 华盖(图 3－10)

(1)体表定位:当前正中线平第 1 肋间。

(2)针刺深度:平刺 0.3～0.5 寸。

(3)与针刺有关的局部解剖:针刺经过皮肤、浅筋膜至胸骨。浅层主要有第 1 肋间神经的前皮支分布,血管有胸廓内动脉的穿支和伴行静脉。

(4)主治:胸闷,胸痛,气短,咳喘等。

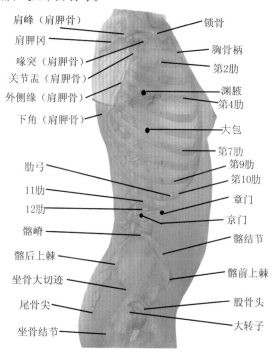

图 3－11A　胸腹壁侧面穴位解剖图(透骨)

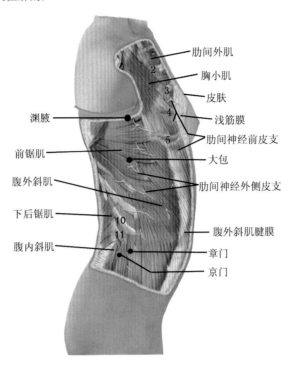

图 3 –11B　胸腹壁侧面穴位解剖图

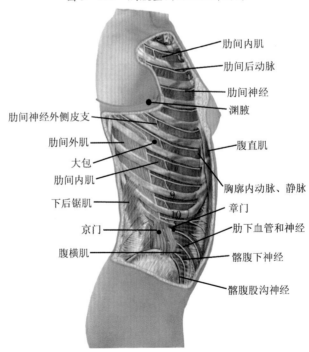

图 3 –11C　胸腹壁侧面穴位解剖图

第四章

腹 前 外 侧 壁

第一节 概 述

腹部介于胸部与盆部之间,由腹壁、腹腔及腹腔内容物组成。

腹部的上界为自胸骨剑突经肋弓、第11、12肋的游离端至12胸椎棘突的连线,与胸部为界;下界是自耻骨联合上缘经耻骨结节、腹股沟韧带和髂嵴至第5腰椎棘突的连线,与下肢为界。

腹壁一般以腋后线为界,分为腹前外侧壁和腹后壁。

腹腔的上界为膈穹隆,下方与小骨盆腔相通。

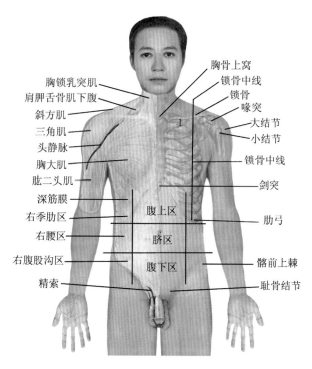

图4-1 胸腹壁前面及腹部分区

一、体表标志

1. **剑突**(xiphoid process) 详见第三章(图 4 - 1)。

2. **肋弓**(costal arch) 详见第三章(图 4 - 1)。

3. **髂嵴**(iliac crest)和**髂前上棘**(anterior superior iliac spine) 髂嵴为髂骨的上缘,位于皮下,全长可触及。髂嵴的前端为髂前上棘,是重要的骨性标志(图 3 - 2)。

4. **耻骨联合**(pubic symphysis)和**耻骨结节**(pubic tubercle) 耻骨联合为左、右髋骨在前方的连结处,由纤维软骨构成。耻骨结节位于耻骨联合外上方约 2 ~ 3cm 处,体表可触及(图 4 - 1)。

5. **腹前正中线** 位于腹部正中,剑突至耻骨联合之间,深面为腹白线,腹前正中线中部有一脐环(图 4 - 1)。

6. **脐**(umbilicus) 腹前正中线上,后方相当于第 3、4 腰椎间(图 4 - 1)。

7. **腹直肌隆起** 腹前壁正中线的两侧,表面有 3 ~4 条横沟,相当于腹直肌的腱划处。

二、腹部的分区

通常采用两条横线和两条垂线将腹部分成九个区(图 4 - 1)。上横线是两肋弓最低点(第 10 肋的最低点)之间的连线,下横线是两髂结节之间的连线(或两髂前上棘之间的连线);两垂线分别是通过两侧腹股沟韧带中点所作的垂线。九个区分别是左季肋区、腹上区、右季肋区、左腹外侧区(左腰区)、脐区、右腹外侧区(右腰区)、左腹股沟区(左髂区)、腹下区(耻区)、右腹股沟区(右髂区)。在临床上也常用简便方法即:通过脐作一横线和一垂线,将腹部分为左上腹部、右上腹部、左下腹部和右下腹部四个区。

第二节 腹前外侧壁的解剖

一、浅层结构

(一)皮肤

薄而柔软,富有弹性,除在腹前正中线、脐环和腹股沟韧带等处与其深部连结紧密外,其他部位皆疏松地附着于深层组织,所以移动性较大(图 4 - 2)。

(二)浅筋膜

1. **浅筋膜的分层** 主要由脂肪及疏松结缔组织构成,在脐平面以下浅筋膜分为两层(图 4 - 2)。

(1)浅层:也称康柏(Camper)筋膜,为脂肪组织,与其他部位(如胸、上腹、背、会阴和下肢)的脂肪层连续。

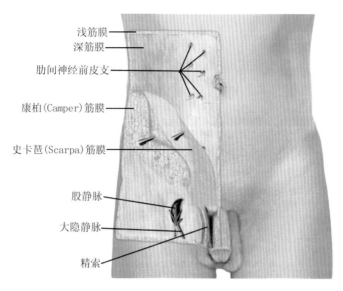

浅筋膜
深筋膜
肋间神经前皮支
康柏(Camper)筋膜
史卡琶(Scarpa)筋膜
股静脉
大隐静脉
精索

图 4-2 腹前外侧壁(1)

(2)深层:为史卡琶(Scarpa)筋膜,它缺少脂肪,富有弹性纤维,称膜性层,附着点较固定,上方与脂肪层融合;外下方附着于髂嵴及腹股沟韧带下方的大腿深筋膜;内下方至大腿内侧深筋膜、耻骨支和会阴浅筋膜等;内侧连于白线附近的深筋膜。此层的临床意义是当尿道在会阴深部损伤时,尿液可以漏入到同侧的腹前壁、阴囊和大腿等处的膜性层与深筋膜之间(图 4-2)。

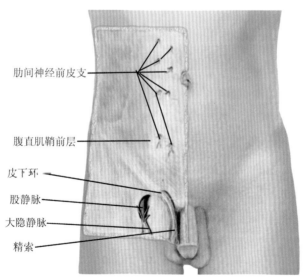

肋间神经前皮支
腹直肌鞘前层
皮下环
股静脉
大隐静脉
精索

图 4-3 腹前外侧壁(2)

2. 血管和淋巴管 在浅筋膜内,皮下静脉发达,彼此吻合成网,尤以脐周为甚。一般在脐以上的浅静脉汇合为胸腹壁静脉,向上注入腋静脉;在脐以下经腹壁浅静脉汇入大隐静脉。脐周的浅静脉与腹壁深部的腹壁上、下静脉以及附脐静脉也有吻合(图 3-3、3-8)。

浅动脉在上腹部不发达,主要来自肋间后动脉等;下腹部较发达,位于浅筋膜的浅、深层之间,有来自股动脉的腹壁浅动脉和旋髂浅动脉等。

上腹部浅淋巴管主要注入腋淋巴结,脐以下的淋巴管注入腹股沟浅淋巴结。

3. **皮神经** 来自下6对胸神经前支和第1对腰神经前支的前皮支(图4-3)。

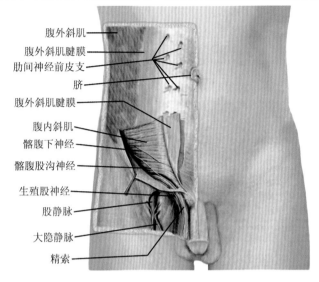

腹外斜肌
腹外斜肌腱膜
肋间神经前皮支
脐
腹外斜肌腱膜
腹内斜肌
髂腹下神经
髂腹股沟神经
生殖股神经
股静脉
大隐静脉
精索

图4-4　腹前外侧壁(3)

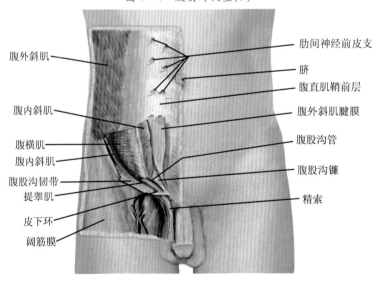

腹外斜肌
腹内斜肌
腹横肌
腹内斜肌
腹股沟韧带
提睾肌
皮下环
阔筋膜

肋间神经前皮支
脐
腹直肌鞘前层
腹外斜肌腱膜
腹股沟管
腹股沟镰
精索

图4-5　腹前外侧壁(4)

二、深层结构

(一)肌层

在腹前正中线两侧为腹直肌,其外侧由浅入深依次为腹外斜肌、腹内斜肌和腹横肌(图4-4、4-5)。

1. **腹直肌**(rectus abdominis)

(1)位置形态:位于腹前壁正中线的两旁,居腹直肌鞘中,为上宽下窄的带形肌(图3-4)。

(2)起止点:起自耻骨联合与耻骨结节之间,肌束向上止于胸骨剑突及其附近肋软骨的前面。肌的全长被3~4条横行的腱划分成多个肌腹,腱划由结缔组织构成,与腹直肌鞘前层紧密结合(图3-4)。

2. **腹外斜肌**(obliquus externus abdominis)

(1)位置层次:位于腹前外侧壁的浅层,为一宽阔扁肌(图4-4、4-5)。

(2)肌纤维的主要方向:由外上至内下。

(3)起止点:起于下8肋,肌束由后外上斜向前内下方,一部分止于髂嵴,而大部分在腹直肌外侧缘处移行为腹外斜肌腱膜(图4-4)。

(4)腱膜形成的特殊结构:①腱膜向内侧参与腹直肌鞘前壁的构成;②腱膜的下缘卷曲增厚连于髂前上棘与耻骨结节之间,形成腹股沟韧带;③在耻骨结节外上方,腱膜形成一小三角形裂隙,称为腹股沟管浅环(superficial inguinal ring),也称皮下环(图4-3)。

3. **腹内斜肌**(obliquus internus abdominis)

(1)位置层次:位于腹外斜肌深面(图4-4、4-5)。

(2)肌纤维的主要方向:大部分肌束向内上方,下部分肌束向内下方,在腹直肌外侧缘处移行为腹内斜肌腱膜。

(3)形成的特殊结构:①腹内斜肌腱膜参与形成腹直肌鞘前、后层的构成;②腱膜下内侧部与腹横肌腱膜形成联合腱,止于耻骨,又称腹股沟镰;③腹内斜肌的一部分肌纤维和腹横肌的一部分肌纤维下降至阴囊形成提睾肌。

4. **腹横肌**(transversus abdominis)

(1)位置层次:位于腹内斜肌深面,肌束向前内横行,在腹直肌外侧缘处移行为腹横肌腱膜(图4-5)。

(2)肌纤维的主要方向:由外侧水平走向内侧。

(3)形成的特殊结构:①腹横肌腱膜参与腹直肌鞘后层的构成;②腱膜参与联合腱;③形成提睾肌。

5. **腹前外侧群肌的主要作用**　共同保护腹腔脏器,收缩时可以缩小腹腔,增加腹压协助排便、分娩和呕吐,也可使脊柱前屈和旋转等。

(二)腹前外侧群肌所形成的主要结构

腹前外侧肌群在腹部形成的结构有:腹直肌鞘、腹白线、腹股沟韧带和腹股沟管等。

1. **腹直肌鞘**(sheath of rectus abdominis)　包裹腹直肌的结缔组织,由腹前外侧壁3层阔肌的腱膜组成,分前、后两层(图3-8、4-5、4-6)。

(1)前层:由腹外斜肌腱膜与腹内斜肌腱膜的前层愈合而成。

(2)后层:由腹内斜肌腱膜后层与腹横肌腱膜愈合而成。

(3)弓状线:在脐下4~5cm以下,腹内斜肌腱膜后层与腹横肌腱膜全部转至腹直肌前面参与构成前层,所以此处以下缺乏后层,腹直肌后面直接与腹横筋膜相贴。腹直肌鞘后层的下缘称为弓状线(arcuate line)或半环线。

2. 腹白线(linea alba) 位于两侧腹直肌之间,为两侧三层腹壁阔肌腱膜的纤维在正中线交织而成,其上方起自剑突,下抵耻骨联合,中间为脐环(图4-5、4-6)。

3. 腹股沟管(inguinal canal)

(1)位置:腹前外侧壁的下部,由外上斜向内下方,在腹股沟韧带内侧半的上方,长约4.5cm(图4-4、4-5)。

(2)内口和外口:管的内口称腹股沟管深环(又称腹环)。在腹股沟韧带中点上方约1.5cm处,管的外口为腹股沟管浅环(又称皮下环)。

(3)通过的内容:男性有精索通过,女性有子宫圆韧带通过。

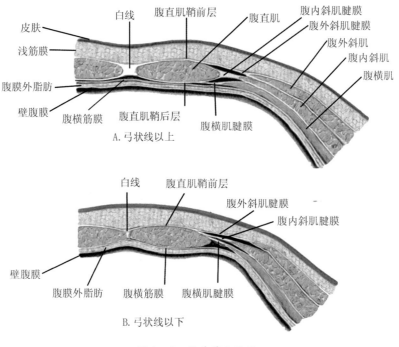

图4-6 腹前壁水平面

(三)神经血管

1. 神经

(1)肋间神经(intercostal nerve):属于胸神经前支,第7~11肋间神经经相应的肋间及肋软骨的深面进入腹壁,然后走在腹横肌及腹内斜肌之间,至腹直肌鞘外侧缘,穿过腹直肌鞘,走行在腹直肌的后方;最后穿过腹直肌鞘的前壁,移行为前皮支。这些肋间神经除支配肋间肌外还支配腹壁的肌肉(图3-8、3-9)。

(2)肋下神经(subcostal nerve):是第12胸神经前支,走在腹横肌及腹内斜肌之间,后进入腹直肌鞘。基本走行和支配同上述肋间神经(图3-8)。

（3）髂腹下神经（iliohypogastric nerve）：属于脊神经腰丛的分支，走行在腹横肌与腹内斜肌之间。在髂前上棘的上方2.5cm处穿过腹内斜肌，在腹股沟管浅环上方2.5cm处进入表皮。髂腹下神经在走行过程中，除支配腹壁肌外，还可发出外侧皮支至臀前部皮肤（图4-4）。

（4）髂腹股沟神经（ilioinguinal nerve）：属于脊神经腰丛的分支，其走行与髂腹下神经基本相同，但位置要更靠下，髂腹股沟神经没有外侧皮支。它穿过腹内斜肌后，走在腹外斜肌和腹内斜肌之间，然后进入腹股沟管，最后经腹股沟管浅环穿出，除了支配它所经过的肌肉外，还发出皮支至阴囊、大阴唇及大腿的皮肤（图4-4）。

2. 血管

（1）腹壁上动脉（superior epigastric artery）：是胸廓内动脉的延续，向下穿膈肌后走行于腹直肌和腹直肌鞘后壁之间，分布于腹直肌。末端与腹壁下动脉的分支吻合（图3-8）。

（2）腹壁下动脉（inferior epigastric artery）：是髂外动脉的分支，经腹股沟管的腹环内侧，行向内上方，至弓状线前方进入腹直肌鞘，分布于腹直肌。末端与腹壁上动脉的分支吻合（图3-8）。

第三节　腹前外侧区主要穴位解剖举例

腹前外侧区的主要经穴有足太阴脾经穴冲门、府舍等；足阳明胃经穴梁门、天枢、大巨、水道、归来、气冲等；足少阴肾经穴横骨、大赫、气穴、四满等；任脉穴曲骨、中极、关元、石门、中脘、巨阙等。

一、足太阴脾经穴

1. 冲门（图4-7）
（1）体表定位：在腹股沟外侧，平耻骨联合上缘，距前正中线3.5寸，当髂外动脉搏动处的外侧，府舍稍内下方。
（2）针刺深度：直刺0.5~1.0寸。
（3）与针刺有关的局部解剖：针刺经过皮肤、浅筋膜（两层）、腹外斜肌腱膜、腹内斜肌、腹横肌和髂腰肌。浅层有旋髂浅动脉的分支和同名静脉的属支，有第11肋间神经、肋下神经和髂腹下神经的外侧皮支分布。深层有髂外动脉和股神经等。
（4）主治：腹痛，崩漏，带下，疝气。
2. 府舍（图4-7）
（1）体表定位：在下腹部，当脐下4寸，冲门穴上方0.7寸，距前正中线4寸。
（2）针刺深度：直刺1.0~1.5寸。
（3）与针刺有关的局部解剖：针刺经过的层次同冲门穴。浅层有旋髂浅动脉的分支和同名静脉的属支，有第11肋间神经、肋下神经和髂腹下神经的外侧皮支分布，深层有这些神经的肌支及伴行的动脉和静脉。
（4）主治：腹痛，积聚，疝气。

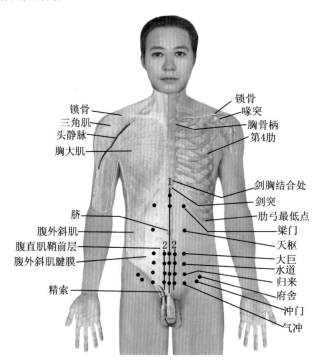

图4-7A　腹壁前面穴位解剖图(一侧透骨)
1线上的穴位自下而上分别为:曲骨、中极、关元、石门、中脘、巨阙
2线上的穴位自下而上分别为:横骨、大赫、气穴、四满

二、足阳明胃经穴

1. 梁门(图4-7)

(1)体表定位:在上腹部,脐上4寸,前正中线旁开2寸处。

(2)针刺深度:直刺1.0~1.5寸。

(3)与针刺有关的局部解剖:针刺首先经过皮肤、浅筋膜,深层依次为腹直肌鞘前层、腹直肌、腹直肌鞘后层、腹横筋膜、腹膜外脂肪、腹膜壁层;浅层有第7、8、9肋间神经的前皮支;腹直肌的深层有腹壁上动脉和伴行静脉。

(4)主治:胃痛,呕吐,食欲不振,腹胀,泄泻。

2. 天枢(图4-7)

(1)体表定位:在腹部,横平脐中,前正中线旁开2寸处。

(2)针刺深度:直刺1.0~1.5寸。

(3)与针刺有关的局部解剖:针刺首先经过皮肤、浅筋膜,腹直肌鞘前层、腹直肌、腹直肌鞘后层,浅层有第9、10、11肋间神经的前皮支,有附脐静脉的属支;腹直肌的深层有腹壁上、下动脉和伴行静脉分布。

(4)主治:腹胀,泄泻。

3. 大巨、水道、归来、气冲(图4-7)

(1)体表定位:四穴均位于下腹部,前正中线旁开2寸,大巨当脐下2寸,水道当脐下3寸,

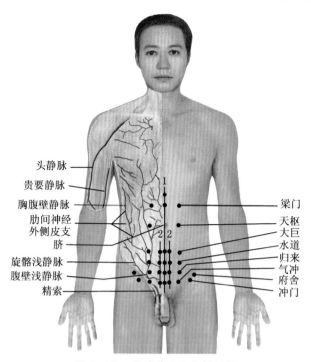

图 4 - 7B　腹壁前面穴位解剖图

1 线上的穴位自下而上分别为：曲骨、中极、关元、石门、中脘、巨阙

2 线上的穴位自下而上分别为：横骨、大赫、气穴、四满

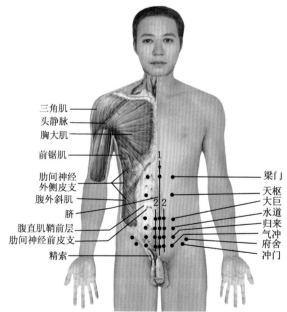

图 4 - 7C　腹壁前面穴位解剖图

1 线上的穴位自下而上分别为：曲骨、中极、关元、石门、中脘、巨阙

2 线上的穴位自下而上分别为：横骨、大赫、气穴、四满

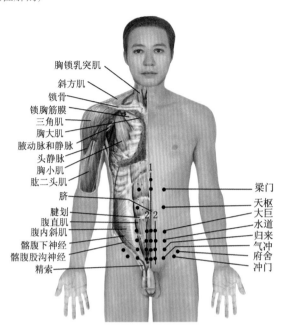

图4-7D　腹壁前面穴位解剖图

1 线上的穴位自下而上分别为:曲骨、中极、关元、石门、中脘、巨阙

2 线上的穴位自下而上分别为:横骨、大赫、气穴、四满

归来当脐下4寸,气冲当脐下5寸。

(2)针刺深度:直刺1.0～1.5寸。

(3)与针刺有关的局部解剖:针刺首先经过皮肤、浅筋膜,大巨、水道穴深层依次为腹直肌鞘前层、腹直肌、腹横筋膜、腹膜外脂肪、腹膜壁层;归来穴深层依次为腹直肌鞘前层、腹直肌外侧缘、腹横筋膜、腹膜外脂肪、腹膜壁层;气冲穴深层依次为腹外斜肌、腹内斜肌和腹横肌。浅层有第10、11、12肋间神经的前皮支、髂腹下神经的皮支分布,有腹壁浅静脉的属支;深层有腹壁下动脉和同名静脉在腹直肌的深面;归来和气冲穴深层为腹股沟管,不宜深刺,以免损伤腹股沟管内的精索(男性)或子宫圆韧带(女性),此穴的内侧毗邻腹壁下动脉和同名静脉。

(4)主治:大巨穴、水道穴:小腹胀,小便不利,疝气等;归来穴、气冲穴:腹痛,疝气,月经不调等。

三、足少阴肾经穴

横骨、大赫、气穴、四满(图4-7)

(1)体表定位:四穴均位于下腹部,距前正中线0.5寸,横骨当脐下5寸,大赫当脐下4寸,气穴当脐下3寸,四满当脐下2寸。

(2)针刺深度:直刺1.0～1.5寸。

(3)与针刺有关的局部解剖:针刺经过皮肤、浅筋膜、腹直肌鞘前层、腹直肌、腹横筋膜、腹膜外脂肪、腹膜壁层。浅层主要有第10、11、12肋间神经的前皮支、髂腹下神经的皮支和腹壁浅静脉的属支。深层有腹壁下动脉和同名静脉在腹直肌的深面,第10、11、12肋间神经的肌支

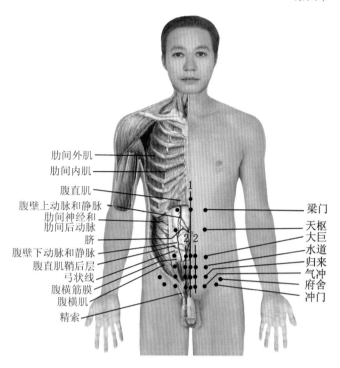

肋间外肌

肋间内肌

腹直肌

腹壁上动脉和静脉

肋间神经和
肋间后动脉

脐

腹壁下动脉和静脉

腹直肌鞘后层

弓状线

腹横筋膜

腹横肌

精索

梁门

天枢

大巨

水道

归来

气冲

府舍

冲门

图4-7E　腹壁前面穴位解剖图

1线上的穴位自下而上分别为:曲骨、中极、关元、石门、中脘、巨阙

2线上的穴位自下而上分别为:横骨、大赫、气穴、四满

分布于深层。

(4)主治:横骨:少腹胀痛,小便不利,遗尿,遗精等;大赫:遗精,阳痿,阴挺,带下;气穴:月经不调,带下,经闭等;四满:月经不调,带下,遗精,遗尿,疝气等。

四、任脉穴

1. 曲骨、中极、关元、石门(图4-7)

(1)体表定位:四穴均位于下腹部,前正中线上,曲骨当耻骨联合上缘的中点处,中极当脐下4寸,关元当脐下3寸,石门当脐下2寸。

(2)针刺深度:直刺0.5~1.5寸。

(3)与针刺有关的局部解剖:针刺首先经过皮肤、浅筋膜、腹白线、腹横筋膜、腹膜外脂肪、腹膜壁层。曲骨、中极穴浅层主要有腹壁浅动脉的分支和同名静脉的属支,此处主要是髂腹下神经的前皮支;关元穴浅层主要有肋下神经的前皮支;石门穴主要有第11肋间神经的前皮支。针刺上述穴位时,宜先排空膀胱,以免刺伤膀胱。

(4)主治:曲骨:月经不调,痛经,带下等;中极:癃闭,遗尿,尿频;关元:虚劳羸瘦,中风,脱证,阳痿,遗精,腹痛,腹泻等;石门:小便不利,遗精,阳痿,腹痛,腹胀等。

2. 中脘(图4-7)

(1)体表定位:在上腹部,前正中线,脐上4寸。

(2)针刺深度:直刺0.5~1.0寸。

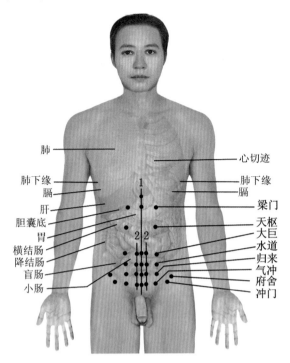

图 4 -7F　腹壁前面穴位解剖图

1 线上的穴位自下而上分别为:曲骨、中极、关元、石门、中脘、巨阙

2 线上的穴位自下而上分别为:横骨、大赫、气穴、四满

(3)与针刺有关的局部解剖:针刺经过皮肤、浅筋膜、腹白线、腹横筋膜、腹膜外脂肪、腹膜壁层。浅层有第 7、8、9 肋间神经的前皮支;深层主要有第 7 肋间神经的前支分布,腹直肌的深层有腹壁上动脉和同名静脉分布。

(4)主治:胃痛,呕吐,吞酸,腹胀,泄泻,黄疸,癫狂。

3. 巨阙(图 4 -7)

(1)体表定位: 在上腹部,前正中线上,脐上 6 寸。

(2)针刺深度:直刺 0. 3 ~0. 6 寸。

(3)与针刺有关的局部解剖:针刺经过皮肤、浅筋膜、腹白线。浅层有第 6、7、8 肋间神经的前皮支分布;深层主要有第 7 肋间神经的前支分布,腹直肌的深层有腹壁上动脉和同名静脉分布。

(4)主治:胃痛,吞酸,胸痛,心悸。

第五章

项背腰骶部

第一节　概　述

为颈、胸、腹、盆部的背侧部。项部为斜方肌前缘和脊柱颈部后方之间的区域,背部和腰骶之间无明显分界。

一、体表标志

1. 枕外隆凸(external occipital protuberance)为头后正中线处的骨性隆起。向外侧延续为上项线(图5-1)。

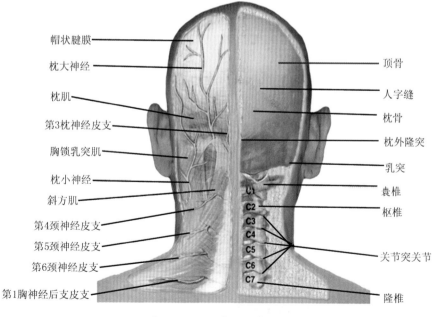

帽状腱膜	顶骨
枕大神经	人字缝
枕肌	枕骨
第3枕神经皮支	枕外隆突
胸锁乳突肌	乳突
枕小神经	寰椎
斜方肌	枢椎
第4颈神经皮支	
第5颈神经皮支	
第6颈神经皮支	关节突关节
第1胸神经后支皮支	隆椎

图5-1　头后部和项部(1)

2. 后正中沟(后纵沟)　为躯干后部正中纵行的浅沟,在沟底可触及多数椎骨的棘突(图5-2)。

3. 第7颈椎棘突　为平肩处第1个容易摸到和看到(尤其是低头时)的骨性隆起

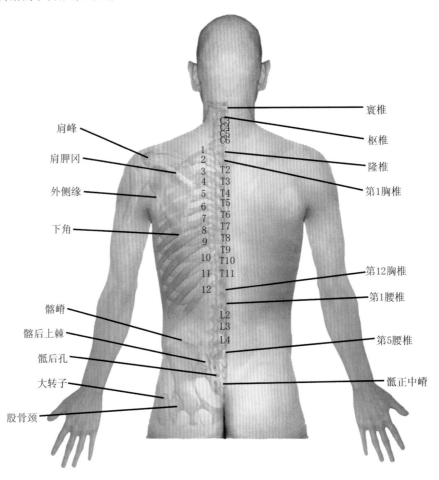

图 5 - 2　项背腰骶部(1)

(图5 - 2)。

4. 骶正中嵴(median sacral crest)　骶骨后面正中线上可触及,其中以第2、3 骶椎处最显著。由骶椎棘突愈合而成(图5 - 2)。

5. 骶角(sacral cornu)　在后正中沟近尾骨底的附近可摸到。

6. 尾骨尖(apex of coccyx)　在后正中沟的下端可摸到。

7. 腰骶部菱形窝　由后正中沟的下部扩大而成。其上角相当于第5 腰椎的棘突所在处,两侧角相当于髂后上棘,下角为两侧臀肌的夹角。

8. 肩胛冈(spine of scapula)　为肩胛骨背侧横列的骨嵴。两侧肩胛骨内侧端的连线,通过第3 胸椎的棘突(图5 - 2)。

9. 肩胛骨下角(inferior angle of scapula)　为肩胛骨的下端,平对第7 肋或第7 肋间隙。两侧肩胛骨下角的连线,通过第7 胸椎的棘突(图5 - 2)。

10. 第12 肋　通常在皮下可触及,为胸腰部间的分界(图5 - 2)。

11. 髂嵴(iliac crest)　为髂骨上缘弓形隆起,在腰部两侧可触及。左右髂嵴最高点的连线通过第4 腰椎棘突(图5 - 2)。

12. **髂后上棘**(posterior superior iliac spine) 髂棘的后端。两侧髂后上棘的连线通过第2骶椎中部(图5-2)。

13. **外侧沟** 在椎骨棘突与肋骨的肋角之间,有竖脊肌通行其中(图5-2)。

二、境界

(一)项区的境界

上界即枕外隆凸和上项线,下界为第7颈椎的棘突至两侧肩峰的连线。

(二)背腰骶区的境界

上界为项区的下界,下界为两髂嵴至尾骨尖的连线。

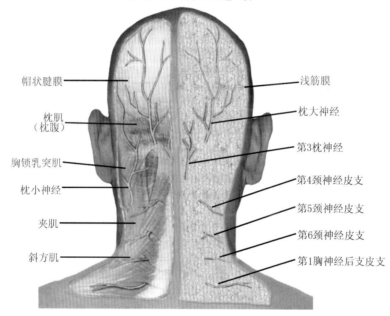

图5-3 头后部和项部(2)

第二节 项背腰骶部的解剖

一、项区的主要解剖结构

(一)皮肤和浅筋膜

项区的皮肤较厚,移动性较小,有较丰富的毛囊和皮脂腺;浅筋膜致密而厚,含有较多脂肪(图5-3),且有较多的结缔组织纤维束与深筋膜相连,项区上部的浅筋膜特别坚韧。

(二)皮神经

主要来自 2~6 颈神经后支的内侧支(图5-1、5-3)。第 1、第 7、第 8 颈神经的后支不发出皮支,只有第 2~6 颈神经后支的内侧支支配皮肤,其中较粗大的皮支有枕大神经和第 3 枕神经,第 4~6 颈神经后支的皮支细小而且数目不定,在靠近项区正中线的两侧浅出,向外横行分布于皮肤。

1. 枕大神经(greater occipital nerve) 第 2 颈神经后支的内侧支为枕大神经,向上行于半棘肌和斜方肌深面,在斜方肌起点上项线下方浅出,伴枕动脉分支上行,分数支分布于枕部皮肤,可达颅顶(图5-1、5-3)。

2. 第 3 枕神经(third occipital nerve) 第 3 颈神经后支的内侧支为第 3 枕神经,穿斜方肌浅出,分布至项区上部的皮肤(图5-1、5-3)。

(三)浅血管

主要来自枕动脉(occipital artery)、肩胛背动脉(dorsal scapular artery)等的分支。

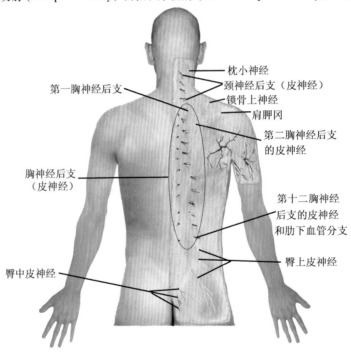

枕小神经
颈神经后支(皮神经)
锁骨上神经
肩胛冈
第一胸神经后支
第二胸神经后支
的皮神经
胸神经后支
(皮神经)
第十二胸神经
后支的皮神经
和肋下血管分支
臀上皮神经
臀中皮神经

图5-4 项背腰骶部(2)

(四)深层结构

1. 深筋膜 分为浅、深两层,包裹斜方肌(图5-4)。浅层覆盖在斜方肌表面,深层在该肌深面,称项筋膜,它包裹夹肌和半棘肌,内侧附于项韧带,上方附于上项线,向下移行为胸腰筋膜后层。

2. 肌肉　分两层:浅层肌有斜方肌、夹肌、肩胛提肌、菱形肌和上后锯肌;深层有半棘肌、头最长肌和枕下肌等。

（1）斜方肌(trapezius):是项部最浅层的肌肉,起自枕外隆凸、项韧带和全部胸椎棘突,止于锁骨外侧段、肩峰及肩胛冈(图5-5)。其作用为:上部肌束收缩可上提肩胛骨,下部肌束收缩可下降肩胛骨,全部收缩使肩胛骨向脊柱靠拢。由副神经支配。

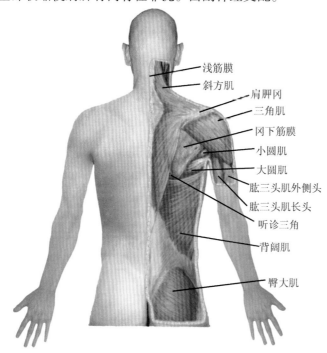

图5-5　项背腰骶部(3)

（2）夹肌(splenius):包括头夹肌和颈夹肌,位于斜方肌深面(图5-6)。两侧收缩头后仰,单侧收缩头转向同侧。由颈神经后支支配。

（3）肩胛提肌 (levator scapulae):肩胛提肌起自上4个颈椎的横突,止于肩胛骨上角。主要作用为上提肩胛骨。由肩胛背神经支配(图5-6)。

（4）菱形肌(rhomboideus):位于斜方肌深面。起自第6、7颈椎横突和第1~4胸椎棘突,止于肩胛骨内侧缘,可上提肩胛骨(图5-6)。由肩胛背神经支配。

（5）上后锯肌(serratus posterior superior):位于菱形肌深面。起自第6~7颈椎棘突和第1~2胸椎棘突,止于第2~5肋骨的肋角外侧面,主要作用为上提肋骨助吸气(图5-7)。由肋间神经支配。

（6）头半棘肌(semispinalis capitis):部分被头夹肌覆盖。起自第7颈椎至第6胸椎的横突以及第4~6颈椎关节突,止于枕骨上、下项线之间骨面、斜方肌起点下方(图5-8)。两侧收缩头后仰,单侧收缩头伸直面部稍微转向对侧。由颈神经后支支配。

（7）头最长肌(longissimus capitis):位于颈最长肌内侧,起自第1~5胸椎的横突以及第4~7颈椎的关节突,止于乳突后面、胸锁乳突肌止点深方。其主要作用为收缩时使头后仰。

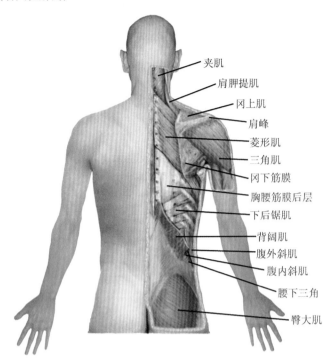

图 5 - 6　项背腰骶部(4)

夹肌
肩胛提肌
冈上肌
肩峰
菱形肌
三角肌
冈下筋膜
胸腰筋膜后层
下后锯肌
背阔肌
腹外斜肌
腹内斜肌
腰下三角
臀大肌

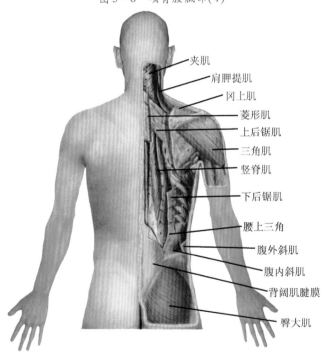

图 5 - 7　项背腰骶部(5)

夹肌
肩胛提肌
冈上肌
菱形肌
上后锯肌
三角肌
竖脊肌
下后锯肌
腰上三角
腹外斜肌
腹内斜肌
背阔肌腱膜
臀大肌

由颈神经后支支配。

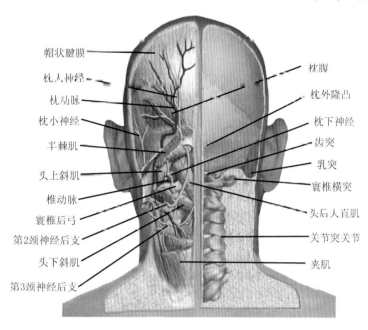

帽状腱膜

枕大神经

枕动脉

枕小神经

半棘肌

头上斜肌

椎动脉

寰椎后弓

第2颈神经后支

头下斜肌

第3颈神经后支

枕腹

枕外隆凸

枕下神经

齿突

乳突

寰椎横突

头后大直肌

关节突关节

夹肌

图5-8 头后部和项部(3)

（8）枕下肌群:4块,包括2块直肌和2块斜肌。其中3块构成枕下三角(图5-8)。由枕下神经支配。

1) 头上斜肌(obliquus capitis superior):起自寰椎横突,止于下项线(上项线下方)。收缩时可使头后仰。

2）头下斜肌(obliquus capitis inferior):起自第2颈椎棘突,止于寰椎横突。收缩时旋转寰枢关节,把脸转向收缩的一侧。

3）头后大直肌(rectus capitis posterior major):起自第2颈椎棘突,止于下项线。收缩时头后仰并把脸转向收缩的一侧。

4）头后小直肌(rectus capitis posterior minor):位于头后大直肌内侧。起自寰椎后结节,止于下项线。收缩时使头后仰。

3. 枕下三角(suboccipital triangle) 位于枕下、项区上部深层,头夹肌和头半棘肌深面,由枕下肌围成。上界为头后大直肌,外上界为头上斜肌,外下界为头下斜肌。三角的底为寰枕后膜和寰椎后弓。其内有枕下神经和椎动脉经过(图5-8)。椎动脉(vertebral artery)穿寰椎横突孔后转向内,行于寰椎后弓上面,穿寰枕后膜入椎管,再经枕骨大孔入颅;枕下神经(suboccipital nerve)为第1颈神经后支,在椎动脉与寰椎后弓间穿出,行经枕下三角,支配枕下肌。

4. 深部的血管和神经

（1）动脉:主要由枕动脉、肩胛背动脉、颈浅动脉、颈深动脉和椎动脉等。

1）枕动脉(occipital artery):起自颈外动脉,向后上经颞骨乳突内侧进入项区,本干继续向上至上项线高度穿斜方肌浅出,与枕大神经伴行分布至枕部(图5-8)。分支中有一较大的降支,向下分布于项区诸肌,并与椎动脉和肩胛背动脉等分支吻合,形成动脉网。

2）肩胛背动脉(dorsal scapular artery):起自锁骨下动脉,向外侧穿过或越过臂丛,经中斜角肌前方至肩胛提肌深面,与同名神经伴行转向内下,在菱形肌深面下行,分布至背肌和肩肌,并参与形成肩胛动脉网。有时肩胛背动脉与颈浅动脉共干起自甲状颈干,称颈横动脉(transverse cervical artery),颈浅动脉即颈横动脉的浅支,伴副神经到斜方肌深面,肩胛背动脉即其深支(降支)。

(2)静脉:项区的静脉汇入椎静脉、颈内静脉或锁骨下静脉。

(3)神经:主要包括颈神经的后支、副神经和肩胛背神经。

1)颈神经后支(posterior rami of cervical nerves):除第1颈神经外,其他颈神经后支均分为内侧支与外侧支,颈神经后支均支配肌肉,只有第2~6颈神经后支的内侧支支配皮肤(图5-3)。

2)副神经(accessory nerve):自胸锁乳突肌后缘中、上1/3交点处斜向外下,经枕三角至斜方肌前缘中、下1/3交点处进入该肌深面,支配斜方肌和胸锁乳突肌。

3)肩胛背神经(dorsal scapular nerve):起自臂丛锁骨上部,经中斜角肌前方至肩胛提肌深面,继续沿肩胛骨内侧缘下行,与肩胛背动脉伴行,支配肩胛提肌和菱形肌。

二、背腰骶区的主要解剖结构

(一)浅层结构

胸背区和腰区的皮肤及浅筋膜的特点同项区;但腰区的浅筋膜含脂肪较多,骶骨后面的浅筋膜缺乏脂肪。

1. 皮神经 来自胸、腰、骶神经后支的分支(图5-4)。胸腰神经后支分为内侧支和外侧支,两支均支配此区的肌肉,而其中一支的分支穿过肌层至皮下而成为皮神经。皮神经穿出的部位由上而下逐渐向外,上部的皮神经几乎呈水平位向外侧行,下部分支斜向外下,分布至胸背区和腰区的皮肤。

(1)胸背区上部:胸背区上部的皮肤由第1~7胸神经后支的内侧支穿出的皮神经分布。因此其穿出肌层至皮下的位置距后正中线较近,约1~2cm。其中第2胸神经后支的内侧皮支最长,可在平肩胛冈水平,约离正中线2cm处穿出,向外侧可远至肩峰处,分布于此区的皮肤。

(2)胸背区下部:胸背区下部的皮肤由第8~12胸神经后支外侧支穿出的皮神经分布,因此其穿出肌层的部位距后正中线的距离较远(约3~4cm)。

(3)腰区:第1~3腰神经后支的外侧支发出的皮支组成臀上皮神经,行经腰区,在竖棘肌外侧缘与髂嵴交界处附近穿胸腰筋膜浅出,越髂嵴分布于至臀区上部的皮肤。第4、5腰神经外侧支细小,分布于附近肌肉。

(4)骶尾区:第1~3骶神经后支的外侧支的皮支组成臀中皮神经分布于骶尾区皮肤。

2. 浅血管 胸背区的动脉来自肋间后动脉、肩胛背动脉和胸背动脉等的分支。腰区的动脉来自腰动脉的分支。骶尾区的动脉来自臀上、下动脉的分支。各动脉均有伴行静脉。

(二)深层结构

1. 深筋膜 胸背区和腰区的深筋膜也分浅、深二层,浅层薄弱,位于斜方肌和背阔肌表面

（图5-4），深层较厚，覆于竖脊肌表面，向上续项筋膜，下部称胸腰筋膜(thoracolumbar fascia)后层。

2. 肌肉　胸背腰骶部的浅层肌包括：斜方肌和背阔肌(第1层)，菱形肌、上后锯肌、下后锯肌(第2层)；深层肌包括竖脊肌和腰方肌(第3层)等。

(1)斜方肌：详见本章前述(图5-5)。

(2)背阔肌(latissimus dorsi)：位于背下部及胸部后外侧，为全身最大的扁阔肌。以腱膜主要起于下6个胸椎、全部腰椎的棘突、骶正中棘和髂嵴后部。肌束向外上方，集中止于肱骨小结节下方的骨嵴(图5-5)。收缩时使肱骨内收、内旋和后伸；当上肢上举被固定时，则上提躯干(如引体向上)。由胸背神经支配。

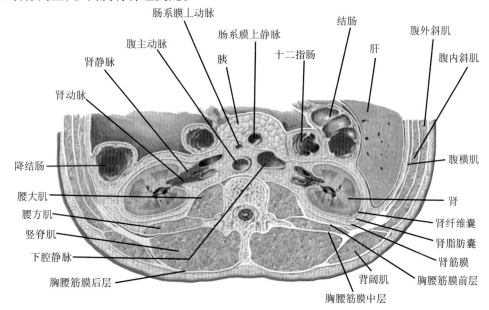

图5-9　腹后壁水平面

(3)菱形肌：详见本章前述(图5-6)。

(4)上后锯肌(serratus posterior superior)：详见本章前述(图5-7)。

(5)下后锯肌(serratus posterior inferior)：起自第11、12胸椎棘突和第1、2腰椎棘突，止于第9~12肋骨的外侧面(图5-6、5-7)，可降肋，助呼气。由肋间神经支配。

(6)竖脊肌(erector spinae)：又称骶棘肌。为背肌中最长、最大的肌，纵列于棘突的两侧，居上述肌的深部(图5-6、5-7)。作用：使脊柱后伸和仰头，是强有力的伸肌，对保持人体直立姿势有重要作用。由脊神经的后支支配。

(7)腰方肌(quadratus lumborum)：起自髂嵴，止于第12肋(图5-9)，其作用为降第12肋和使脊柱腰部侧屈。由腰丛发出短支支配。

3. 听诊三角(auscultatory triangle)　又名肩胛旁三角，位于肩胛骨下角的内侧。下界为背阔肌的上缘，内侧界为斜方肌的外下缘，外侧界是肩胛骨的内侧缘的下部(图5-5)。三角内有脂肪组织及其筋膜，深处为菱形肌和第7肋间肌。在背部此处听诊呼吸音最清楚。针刺时不宜过深,以免发生气胸。

4. **腰上三角**(superior lumbar triangle) 位于背阔肌深面,第12肋下方。三角的内侧界为竖脊肌外侧缘,外下界为腹内斜肌后缘,上界为第12肋(图5-7)。有时下后锯肌也参与构成一个边,共同围成一个不等四边形的间隙。第12肋前方与胸膜腔相邻,针刺时不易过深,以免引起气胸(图5-10、5-11)。腰上三角是腹后壁薄弱区之一,腹腔器官可经此三角向后突,形成腰疝。

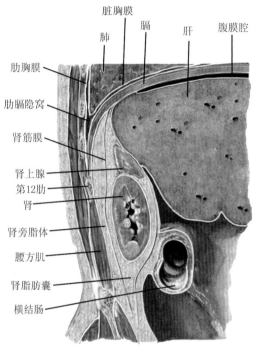

图5-10 腹后壁(经右肾矢状面)

5. **腰下三角**(inferior lumbar triangle) 位于腰区下部,腰上三角的外下方。由髂嵴、腹外斜肌后缘和背阔肌前下缘围成(图5-6)。三角的底为腹内斜肌,表面仅覆以皮肤和浅筋膜。此三角为腹后壁的又一薄弱区,也可形成腰疝。在右侧,三角前方与阑尾、盲肠相对应,故盲肠后位深部阑尾炎时,此三角区有明显压痛。

6. **深部的血管和神经**

(1)动脉:胸背区由肋间后动脉、肩胛背动脉和胸背动脉供血。腰区由腰动脉和肋下动脉供血。骶区由臀上、下动脉供血。

1)肩胛背动脉:详见本章前述。

2)胸背动脉(thoracodorsal artery):由腋动脉发出的肩胛下动脉发出,与胸背神经伴行入背阔肌(图3-7)。

(2)静脉:胸背区静脉经肋间后静脉汇入奇静脉,部分汇入锁骨下静脉或腋静脉。腰区经腰静脉汇入下腔静脉。骶区经臀上、下静脉汇入髂内静脉。

(3)神经:主要包括胸神经后支、腰神经后支、肩胛背神经和胸背神经。

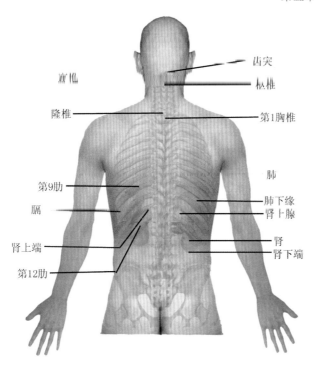

图 5 – 11　项背腰骶部(6)

1)胸神经后支(dorsal rami of thoracic nerves):分布至胸背区皮肤和深层肌。

2)腰神经后支(dorsal rami of lumbar nerves):分布至腰区和臀区皮肤和深层肌。

3)肩胛背神经(dorsal scapular nerve):详见本章前述。

4)胸背神经(thoracodorsal nerve):起自臂丛后束,与同名动脉伴行,沿肩胛骨外侧缘下行,支配背阔肌(图 3 –7)。

第三节　椎骨和脊柱的主要解剖

一、椎骨

椎骨(vertebrae)在幼儿时期总数为 33 ~ 34 块,即颈椎 7 块、胸椎 12 块、腰椎 5 块、骶椎 5 块和尾椎 4 ~ 5 块。至成年后,5 块骶椎愈合成 1 块骶骨,4 ~ 5 块尾椎愈合成 1 块尾骨。因此,成年人的椎骨总数一般为 26 块。

(一)颈椎、胸椎和腰椎的主要形态特点

1. 颈椎的特点　颈椎(cervical vertebrae)共有 7 个,其中第 1、2 和 7 颈椎为特殊颈椎。

(1)颈椎的一般特点:椎体小,椎孔较大,呈三角形。椎体上、下面均呈鞍状,第 3 ~ 7 颈椎

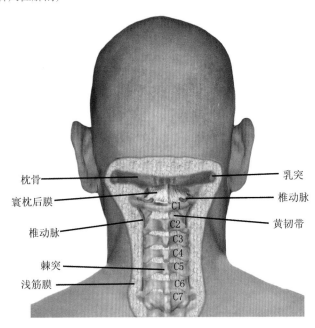

图 5-12　脊柱颈段后面观(1)

椎体上面侧缘有明显向上的突起,称椎体钩(uncus of vertebral body),下面侧缘的相应部位有斜坡样的唇缘,两者参与构成钩椎关节,椎体钩的作用是限制上一椎体向两侧移位,增加椎体间的稳定性,并防止椎间盘向外后方脱出。椎体钩前方为颈长肌,外侧为椎动脉、静脉及周围的交感神经丛,后外侧部参与构成椎间孔前壁,有颈神经根和血管通过。

颈椎的横突根部有孔称为横突孔(transverse foramen),孔内有椎动脉、椎静脉和交感神经丛通过。横突末端分为横突前、后结节,第 6 颈椎前结节前方有颈总动脉,结节间有脊神经通过,前结节是肋骨的遗迹,有时第 7 颈椎前结节长而肥大,形成颈肋,可深达斜角肌间隙或第 1 肋上面,压迫臂丛、锁骨下动脉和静脉。

颈椎关节突的关节面几乎呈水平位,组成的关节突关节受斜向或横向暴力时易脱位。

颈椎的棘突中,第 1 颈椎无棘突,一般除第 2 和第 7 颈椎外,第 3~6 颈椎的棘突较短,末端分叉,第 7 颈椎棘突最长,末端不分叉(图 5-12)。

(2)特殊颈椎:第 1 颈椎又称寰椎(atlas),没有椎体、棘突和关节突,形似环形,由前弓、后弓及两个侧块构成。前弓的后面与第 2 颈椎的齿突相关节。侧块上面有一对上关节凹,与枕骨的枕髁相关节,下面有一对下关节面与第 2 颈椎的上关节面相关节。

第 2 颈椎又称枢椎(axis)其特点为自椎体向上伸出一指状突起,称为齿突(dens),前后均有关节面,分别与寰椎前弓后面关节面和寰椎横韧带相关节。寰椎和枢椎是动物在陆地生活以后,适应头部的旋转运动而产生的。

第 7 颈椎又称隆椎(vertebra prominens),棘突特别长,末端变厚且不分叉,当头前屈时特别隆起,皮下易于摸及(图 5-12)。

3. 胸椎的特点　胸椎(thoracic vertebrae)共 12 块,椎体呈短柱状,横切面呈心形,其矢状径比横径长。在椎体侧面和横突尖端的前面分别有椎体肋凹和横突肋凹。椎体肋凹与肋头的关节面形成肋头关节,一般在椎体两侧面的上下各有一半圆形的浅窝,上者稍大,为上肋凹,下者略小为下肋凹,上下位椎骨的肋凹,与椎间盘合成一全肋凹,与肋头相关节。第1胸椎的上肋凹为圆形的全肋凹,与第1肋骨头相接,下肋凹较小,与第2肋骨头关节面的上半部相关节。第9~12胸椎一般只有上肋凹,而下肋凹往往缺如。横突肋凹与肋后端的肋结节上的关节面形成肋横突关节。胸椎关节突上的关节面近冠状位,组成的关节突关节不易脱位。胸椎棘突伸向后下方。

4. 腰椎的特点 腰椎(lumbar vertebrae)共5块,椎体肥厚,椎孔呈三角形,比胸椎大,但比颈椎小。关节突上的关节面一般为矢状位。相邻腰椎上下关节突的位置是外内关系,此关节突关节不易发生单纯性的脱位,脱位时往往合并一侧关节突的骨折。上关节突后缘的突起称为乳突,横突根部后下方的突起称副突(accessory process),乳突和副突之间有上关节突副突韧带(图5-13),韧带深面有腰神经后支的内侧支通过,该韧带肥厚,骨质增生可压迫神经。第3腰椎横突较长,有较多的肌肉附着,腰神经后支的外侧支穿行于其肌筋膜之间,如肌肉劳损或肌筋膜损伤可引起腰腿疼痛,称为第三腰椎横突综合征。腰椎棘突呈板状水平后伸,相邻的棘突之间空隙较大,临床上常在此作腰椎穿刺。

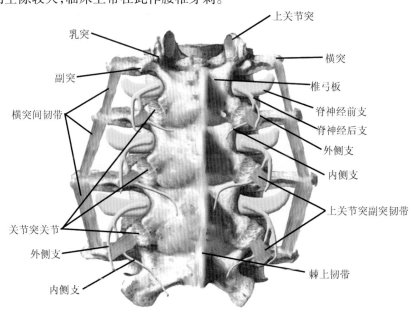

图5-13 腰椎及其连结、脊神经后支示意图

(二)椎骨间的连结

1. 椎体间的连结 椎体之间借椎间盘、前纵韧带和后纵韧带等相连(图5-14)。

(1)椎间盘(intervertebral discs):相邻两椎体间借椎间盘牢固相连。椎间盘以脊柱胸段中部最薄,由此向上、向下逐渐增厚。椎间盘由内、外两部构成,外部为纤维环,由多层呈环状排列的纤维软骨环组成,纤维环坚韧而有弹性,前宽后窄,围绕在髓核的周围,可防止髓核向外突出;内部为髓核,是一种富有弹性的胶状物质,位于椎间盘的中部稍偏后方,有缓和冲击的作

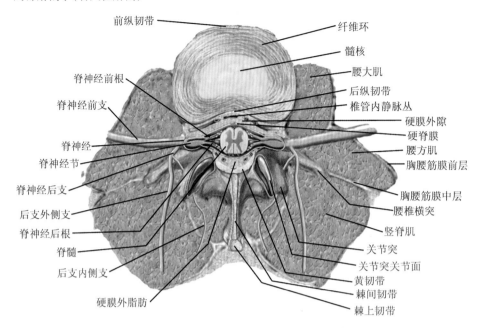

图 5-14　经腰椎水平切面示意图

用。它被限制在纤维环之内,施加压力则有向外膨出的趋势。

成人的椎间盘除第 1、2 颈椎之间缺如外,共有 23 块,最上一个在第 2、3 颈椎体之间,最末一个在第 5 腰椎体与骶骨底之间。

颈、腰部的椎间盘前厚后薄,胸部则反之,与整个脊柱的弯曲度相适应,椎间盘除连结椎体外,还有承受压力,吸收震荡,减缓冲击以保护脑的作用,此外,它还有利于脊柱向各方运动。在脊柱运动时,椎间盘可相应地改变形状,当脊柱向前弯曲时,椎间盘的前份被挤压变薄,后份增厚,伸直时又恢复原状。椎间盘后部较薄弱,但椎体正后方有后纵韧带加固,而椎间盘的后外侧部无韧带加固,成年人可由于椎间盘的退行性改变,在过度劳损、体位骤变、猛力动作或暴力撞击下,可使纤维环破裂,髓核多向后外侧突出,压迫脊神经根,形成椎间盘突出症。由于腰部活动较多,故此病多发生于腰部。

(2)前纵韧带(anterior longitudinal ligament):为全身最长的韧带,很坚韧,位于椎体的前面(图 5-14),上自枕骨大孔前缘,下达第 1 或第 2 骶椎体,与椎体边缘及椎间盘结合较紧。前纵韧带有防止脊柱过伸和椎间盘向前突出的作用。

(3)后纵韧带(posterior longitudinal ligament):位于各椎体和椎间盘的后面(椎管前壁)(图 5-14),它较前纵韧带狭窄,起自枢椎,终于骶管前壁。它有限制脊柱过分前屈和防止椎间盘向后突出的作用。

(4)钩椎关节(uncovertebral joint):又称 Luschka 关节,由第 3~7 颈椎的椎体钩与上位椎体的唇缘所组成。5 岁以后随着颈段脊柱的运动而逐渐形成,是由直接连结向间接连结分化的结果。

钩椎关节的重要毗邻:后方为脊髓、脊神经的脊膜支和椎体的血管;后外侧部构成椎间孔的前壁,邻接颈神经根;外侧有椎动脉和静脉以及交感神经丛。随着年龄增长,椎体钩出现骨质增生,可能压迫颈神经或椎血管。

2. 椎弓及突起间的连结

（1）黄韧带（ligamenta flava）：又称弓间韧带,是连结相邻椎弓后部的弹性结缔组织膜,由弹性纤维构成,坚韧而富有弹性(图5-13)。参与围成椎管的后外侧壁,厚0.2～0.3cm,但其厚度和宽度在脊柱的不同部位有所差异,颈段薄而宽,胸段窄而稍厚,腰段最厚,随着年龄的增长,黄韧带可出现增生肥厚,以腰段为多见,常导致腰部椎管狭窄,压迫马尾,引起腰腿疼。

（2）棘间韧带（interspinal ligaments）：连结于相邻各棘突之间,后接棘上韧带。

（3）项韧带和棘上韧带：位于棘突和棘间韧带后方,是连于棘突尖的中长纤维束。项韧带（nuchal ligament）上方附着于枕外隆凸、枕外嵴,向下与寰椎后结节和下6个颈椎棘突尖部相连,后缘游离,向下延续为棘上韧带(图5-15)。棘上韧带（supraspinal ligament）是连结胸、腰、骶椎各棘突尖的纵行韧带,能限制脊柱过屈。

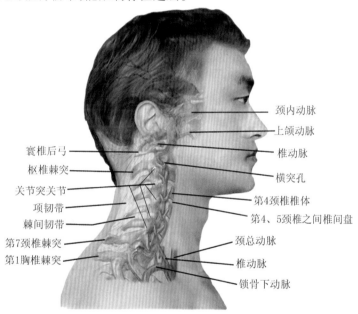

图5-15　头颈部侧面

（4）横突间韧带（intertransverse ligaments）：位于相邻两横突间,颈部常缺如,胸部呈索状,腰部较发达,呈膜状。韧带的内下方有腰神经后支通过,该韧带增生肥厚时,可压迫该神经,这是引起腰腿疼的常见椎管外病因之一(图5-13)。

（5）关节突关节（zygapophysial joints）：由相邻椎骨的上、下关节突的关节面构成。各关节囊松紧不一,颈部松弛易于脱位,胸部较紧张,腰部紧而厚。前方有黄韧带,后方有棘间韧带加强,关节突关节参与构成椎间孔的后壁,前方与脊神经相邻,在颈段还毗邻椎动脉。关节突关节由脊神经后支的分支分布。神经受压或被牵拉,均可引起腰背痛(图5-14)。

3. 寰枢关节　包括3个关节。两侧由寰椎下关节面和枢椎上关节面构成寰枢外侧关节（lateral atlantoaxial joint）,左右各一,相当于其他椎骨间的关节突关节,中间由枢椎齿突与寰椎前弓后面的关节面和寰椎横韧带构成的寰枢正中关节（median atlantoaxial joint）,可使头旋转。

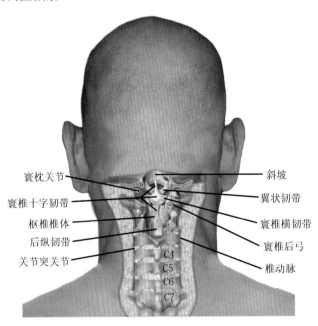

图 5 - 16　颈椎的连结

齿突后方有坚韧的寰椎横韧带,有限制齿突向后方移动的作用。寰椎横韧带中部向上、下各发出一纵行纤维束,分别附于枕骨大孔前缘和枢椎体后面,共同构成寰椎十字韧带(图 5 - 16),有限制齿突后移的作用,当暴力损伤该韧带时,齿突向后移位,可压迫脊髓有致命危险。

4. 颈椎与颅骨的连结

(1)寰枕关节(atlantooccipital joint):由枕髁与寰椎上关节面构成(图 5 - 16),关节囊松弛,可使头作前俯、后仰和侧屈运动。借寰枕前、后膜加强关节的稳定性。

(2)寰枕前膜(anterior atlantooccipital membrane):张于寰椎前弓上缘与枕骨大孔前缘之间的结缔组织膜,宽而致密,中部有前纵韧带加强,并与之愈合。

(3)寰枕后膜(posterior atlantooccipital membrane):张于寰椎后弓与枕骨大孔后缘之间,位于枕下三角深面,其外侧部有椎动脉和第 1 颈神经穿过,成人皮肤至寰枕后膜约 4 ~ 5cm(图 5 - 12)。

(4)覆膜(tectorial membrane):为后纵韧带向上的延续,覆盖在齿突后方,向上附于枕骨斜坡,有防止齿突后移,保护脊髓的作用(图 5 - 17)。

(5)齿突尖韧带(apical ligament of dens):位于寰椎横韧带深面,张于齿突尖与枕骨大孔前缘之间。甚薄。

(6)翼状韧带(alar ligaments):位于寰椎横韧带的前上方,张于齿突与枕髁之间,有限制头部过度前俯和旋转运动的作用(图 5 - 16)。寰椎横韧带和翼状韧带又合称寰枢韧带复合,有稳定寰枢关节和寰枕关节的作用。

5. 腰骶连结

(1)腰骶关节(lumbosacral joint):由第 5 腰椎的下关节突与骶骨上关节突构成。

(2)髂腰韧带(iliolumbar ligament):自第 5 腰椎横突至髂嵴后部,由胸腰筋膜向下增厚

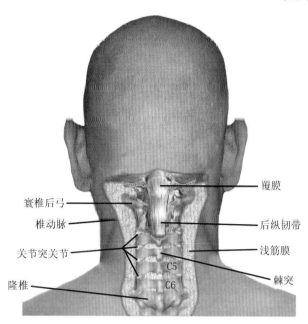

图 5-17 脊柱颈段后面观(2)

标注：覆膜、寰椎后弓、椎动脉、关节突关节、隆椎、后纵韧带、浅筋膜、棘突、C5、C6

而成。

（3）腰骶韧带（lumbosacral ligament）：自第5腰椎横突至骶骨盆面，第5腰神经前支在韧带内侧经过。

上述连结对维持人体直立，支持体重，防止第5腰椎向前滑脱起重要作用。

二、脊柱

（一）脊柱的组成

脊柱（vertebral column）由24块分离椎骨（7个颈椎、12个胸椎、5个腰椎）、1块骶骨和1块尾骨，借椎间盘、韧带和椎间关节等紧密连结而成。位于躯干背面正中，形成躯干的中轴，上承颅骨，下接髋骨，中附肋骨，参与构成胸腔、腹腔和盆腔的后壁。脊柱中央有椎管。脊柱按部位分为颈段、胸段、腰段和骶尾段。

（二）脊柱的整体观

成人脊柱长约70cm，女性及老年人略短。脊柱的长度因姿势不同而略有差异。如长期卧床与长期站立者相比，一般可相差2~3cm，这是由于站立时椎间盘受压紧缩所致。

从前方观察脊柱，椎体从上向下逐渐加大，到骶骨上份最为宽阔，因人体直立，脊柱下部负重较上部大。耳状面以下由于重力经髋骨传递到下肢骨，因此骶骨和尾骨承重骤减，体积也迅速变小。从后面观察脊柱，棘突在背部正中形成纵嵴，其两侧有纵行的背侧沟，容纳背部的深肌。颈部棘突短，近水平位；胸部棘突向后下方倾斜，呈叠瓦状；腰部棘突又呈水平位。

从侧面观察脊柱，有4个生理弯曲，即：颈曲、胸曲、腰曲及骶曲。颈曲和腰曲向前突出，而胸曲和骶曲向后突出。

脊柱的弯曲使脊柱更具有弹性,可减轻震荡并与维持人体的重心有关,且扩大了胸腔和盆腔的容积,使其能容纳众多的脏器。在脊柱侧面,相邻椎骨上、下两椎弓根之间,有脊神经和血管通过的椎间孔,两侧有23对椎间孔。

(三)脊柱的主要功能

脊柱除有支持体重、保护脊髓的作用外,还有运动的功能。相邻两个椎骨之间的活动很小,但就整个脊柱而言,运动幅度很大,而且能作各种方向的运动。脊柱的运动可分为4种:①在冠状轴上的前屈和后伸运动;②在矢状轴上的侧屈运动;③在垂直轴上的旋转运动。在矢状轴和冠状轴运动的基础上,也可作环转运动;④跳跃时,由于脊柱曲度的增减变化而产生弹拨运动。

脊柱的颈、腰部的运动较为灵活,但损伤也多见于此两部。

(四)椎管及其主要内容物

椎管(vertebral canal)由颈椎、胸椎、腰椎的椎孔和骶骨的骶管连结而成,上接枕骨大孔与颅腔相通,下达骶管裂孔。椎管前壁由椎体后面、椎间盘后缘和后纵韧带构成。后壁由椎弓板、黄韧带和关节突关节构成。两侧壁为椎弓根和椎间孔。构成椎管壁的任何结构发生病变,如骨质增生、椎间盘突出及黄韧带肥厚等因素均可使椎管腔变形或狭窄,压迫椎管内容物引起一系列症状。

椎管内有脊髓、脊髓被膜、脊神经根、血管和结缔组织等(图5-14)。

第四节 项背腰区主要穴位解剖举例

一、项区穴

主要包括足太阳膀胱经穴天柱;督脉穴哑门、风府;足少阳胆经穴风池等。

1. 天柱(图5-18)

(1)体表定位:在项部,斜方肌外缘的凹陷中,约平第2颈椎棘突上。

(2)针刺深度:斜刺或平刺0.5~0.8寸。

(3)与针刺有关的局部解剖:针刺时可经过皮肤、浅筋膜、斜方肌的边缘、头夹肌和头半棘肌。浅层有第2、3颈神经后支分布;深层有枕大神经。针刺时不宜过深,以免刺到头下斜肌,若继续向内上方深刺可误伤延髓。

(4)主治:头痛,眩晕,项强,肩背痛,目赤肿痛等。

2. 哑门(图5-18)

(1)体表定位:在项部,后正中线上,第2颈椎棘突上的凹陷中。

(2)针刺深度:向下颌方向缓慢刺入0.5~1寸。

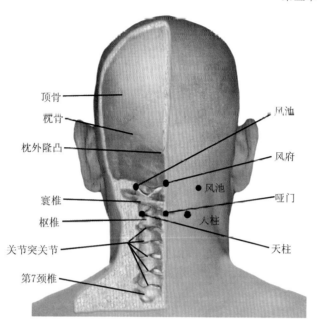

图 5 – 18A 项部穴位解剖图

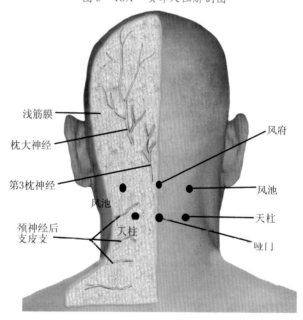

图 5 – 18B 项部穴位解剖图

（3）与针刺有关的局部解剖:针刺时可经过皮肤、浅筋膜、项韧带、棘间韧带、弓间韧带,再深刺可达硬膜外腔。此处有第2、3颈神经后支和枕部浅静脉,深层有椎静脉丛和枕动脉的分支以及同名静脉的属支。针刺经上述解剖结构后,不宜再深刺,否则易损伤脊髓,甚或延髓,影响心血管和呼吸中枢,引起严重后果。

（4）主治:暴喑,舌强不语,癫狂病,头痛,项强,中风。

3. 风府(图5-18)

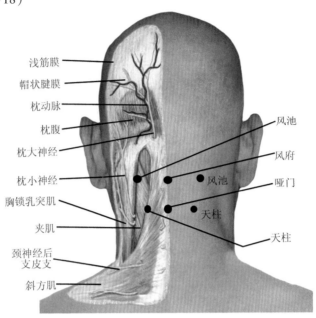

浅筋膜
帽状腱膜
枕动脉
枕腹
枕大神经
枕小神经
胸锁乳突肌
夹肌
颈神经后
支皮支
斜方肌

风池
风府
哑门
天柱

风池
天柱

图5-18C 项部穴位解剖图

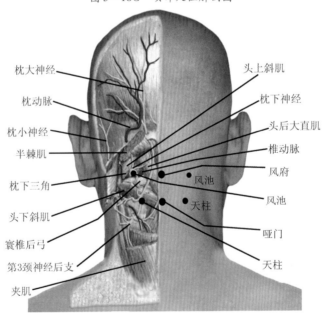

枕大神经
枕动脉
枕小神经
半棘肌
枕下三角
头下斜肌
寰椎后弓
第3颈神经后支
夹肌

头上斜肌
枕下神经
头后大直肌
椎动脉
风府
风池
哑门
天柱

风池
天柱

图5-18D 项部穴位解剖图

(1)体表定位:在项部,当后发际正中直上1寸,枕外隆凸直下,两侧斜方肌之间的凹陷中 。

(2)针刺深度:向下颌方向缓慢刺入0.5~1寸。

(3)与针刺有关的局部解剖:针刺时可经过皮肤、浅筋膜、项韧带,再深刺经环枕后膜可达硬膜外腔。此穴位深面为枕骨大孔和椎管,因此针刺时针尖不可向上,以免刺入枕骨大孔,误伤延髓。

（4）主治：头痛，眩晕，项强，中风不语，目痛，鼻衄，咽喉肿痛等。

4. 风池（图 5 – 18）

（1）体表定位：在项部，枕骨之下，胸锁乳突肌上端与斜方肌上端之间的凹陷中，平风府穴。

（2）针刺深度：向鼻尖方向斜刺 0.8 ~ 1.2 寸。

（3）与针刺有关的局部解剖：针刺时可经过皮肤、浅筋膜、深筋膜、头夹肌、头半棘肌、枕下三角。浅层有耳后静脉、枕静脉、枕小神经、枕动脉等，深层有椎动脉、枕下神经，针刺时针尖不可朝向同侧眼内眦方向，以免针刺过深损伤枕下三角内的椎动脉；针刺时针尖也不可朝向对侧眼外眦方向，以免针刺过深刺破寰枕后膜，误伤延髓。

（4）主治：头痛，耳鸣，眩晕，口眼㖞斜，中风，目痛，鼻衄，肩痛不举等。

二、胸背区和腰区穴

主要包括督脉穴命门、大椎等；经外奇穴夹脊；足太阳膀胱经穴大杼、附分、肺俞、心俞、肝俞、脾俞、肾俞、志室、气海俞等。

1. 命门（图 5 – 19）

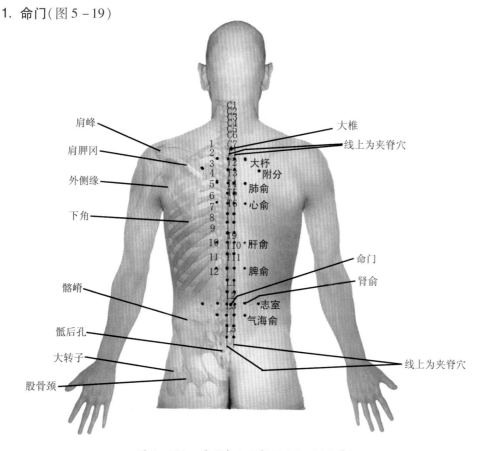

图 5 – 19A　背腰部穴位解剖图（一侧透骨）

（1）体表定位：当后正中线上，第2腰椎棘突下凹陷中。

（2）针刺深度：直刺0.5～1寸。

（3）与针刺有关的局部解剖：针刺时可经过皮肤、浅筋膜、棘上韧带、棘间韧带及弓间韧带。针刺命门穴时，至弓间韧带后，如果针不偏，再深刺，即达椎管的硬膜外隙，若再继续深刺穿硬脊膜和蛛网膜，可达蛛网膜下隙。脊髓下端在成人一般平第1腰椎下缘，有时平第2腰椎椎体上部。新生儿平齐第3腰椎，随小儿的生长，脊髓相对上升。10多岁的儿童，其脊髓下端还未能上升至第1腰椎下缘。因此，在儿童针刺命门穴，绝不宜深刺至硬脊膜内，以防损伤脊髓。脊髓质地非常柔软，针尖稍一点刺，即可造成组织损伤而出血，可引起感觉甚至运动障碍。因此，针刺命门穴时，必须考虑脊髓下端的位置，以免误伤。

（4）主治：腰痛，下肢痿痹，遗精，阳痿，早泄，泄泻。

2. 大椎（图5-19）

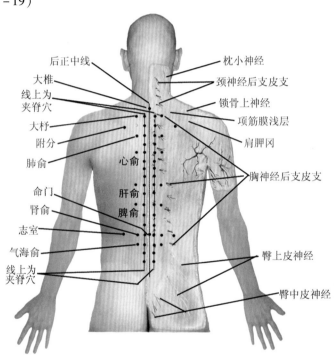

图5-19B　背腰部穴位解剖图

（1）体表定位：当后正中线上，第7颈椎棘突下凹陷中。

（2）针刺深度：向上斜刺0.5～1寸。

（3）与针刺有关的局部解剖：针刺时可经过皮肤、浅筋膜、棘上韧带、棘间韧带、弓间韧带，再深刺可达硬膜外隙。该部皮肤是项区和胸背区的移行部，由第7、第8颈神经和第1胸神经后支的内侧支重叠交织分布。防止深刺损伤脊髓。

（4）主治：热病，骨蒸潮热，头痛，脊强，癫狂痫。

3. 夹脊（图5-19）

（1）体表定位：俯卧位，第1胸椎至第5腰椎棘突下两侧，后正中线旁开0.5寸，一侧17个

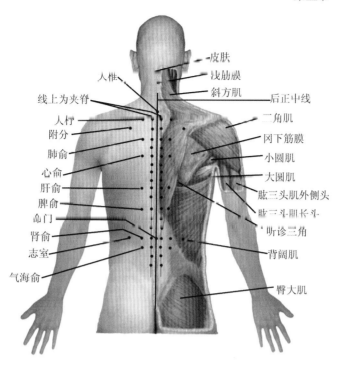

图 5 – 19C　背腰部穴位解剖图

穴位。

（2）针刺深度：稍向内侧刺 0.5～1 寸。

（3）与针刺有关的局部解剖：因各穴位置不同,其肌肉、血管和神经的分布不同。针刺时一般可经过皮肤、浅筋膜、浅层肌(斜方肌、背阔肌、菱形肌、上后锯肌、下后锯肌)、深层肌(竖脊肌、横突棘肌)。针刺时,应注意进针的角度和深度,以免造成气胸和(或)内脏损伤。

（4）主治：胸 1～5 夹脊：心肺、胸部及上肢疾病;胸 6～12 夹脊：胃肠、脾、肝、胆疾病;腰 1～5 夹脊：下肢疼痛,腰、骶、小腹部疾病。

4. 大杼（图 5 – 19）

（1）体表定位：在背部,第 1 胸椎棘突下,旁开 1.5 寸。

（2）针刺深度：斜刺 0.5～0.8 寸。

（3）与针刺有关的局部解剖：针刺时一般可经过皮肤、浅筋膜、深筋膜浅层、斜方肌、菱形肌、上后锯肌、夹肌及竖脊肌。针刺时,应注意进针的角度和深度,以免造成气胸。

（4）主治：咳嗽,发热,头痛,肩背痛。

5. 附分（图 5 – 19）

（1）体表定位：第 2 胸椎棘突下,旁开 3 寸。

（2）针刺深度：向内斜刺 0.5～0.8 寸。

（3）与针刺有关的局部解剖：针刺时可经过皮肤、浅筋膜、深筋膜浅层、斜方肌、菱形肌、上后锯肌及竖脊肌。

（4）主治：颈项强痛,肩背拘急,肘臂麻木。

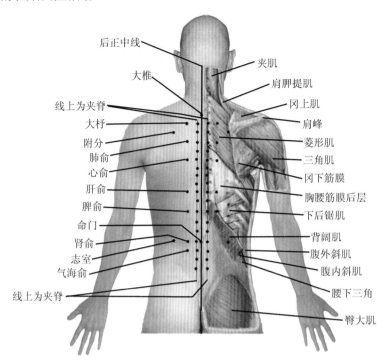

后正中线
夹肌
大椎
肩胛提肌
线上为夹脊
冈上肌
大杼
肩峰
附分
菱形肌
肺俞
三角肌
心俞
冈下筋膜
肝俞
胸腰筋膜后层
脾俞
下后锯肌
命门
肾俞
背阔肌
志室
腹外斜肌
气海俞
腹内斜肌
腰下三角
线上为夹脊
臀大肌

图 5 - 19D　背腰部穴位解剖图

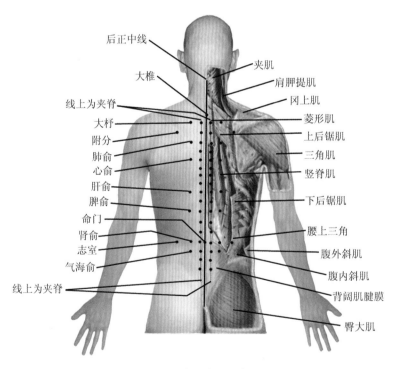

后正中线
夹肌
大椎
肩胛提肌
线上为夹脊
冈上肌
大杼
菱形肌
附分
上后锯肌
肺俞
三角肌
心俞
竖脊肌
肝俞
脾俞
下后锯肌
命门
肾俞
腰上三角
志室
腹外斜肌
气海俞
腹内斜肌
背阔肌腱膜
线上为夹脊
臀大肌

图 5 - 19E　背腰部穴位解剖图

6. 肺俞（图 5 - 19）

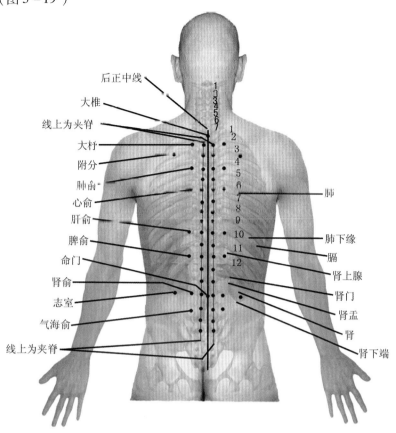

图 5 - 19F　背腰部穴位解剖图

（1）体表定位：第 3 胸椎棘突下，旁开 1.5 寸。

（2）针刺深度：向内斜刺 0.5～0.8 寸。

（3）与针刺有关的局部解剖：针刺时可经过皮肤、浅筋膜、深筋膜浅层、斜方肌、菱形肌及竖脊肌。此部位血液供应来源于肋间后动脉及肩胛背动脉，主要由副神经及第 1～3 胸神经后支支配。针刺肺俞穴，应循肋骨颈长轴刺入，不宜过深。如果与肋骨长轴成垂直刺入，针尖可刺过肋间肌、壁胸膜至肺，可引起血胸、气胸。

（4）主治：咳嗽，气喘，咳血，鼻塞，骨蒸潮热，盗汗，皮肤瘙痒，瘾疹。

7. 心俞（图 5 - 19）

（1）体表定位：第 5 胸椎棘突下，旁开 1.5 寸。

（2）针刺深度：向内斜刺 0.5～0.8 寸。

（3）与针刺有关的局部解剖：针刺时可经过皮肤、浅筋膜、深筋膜浅层、斜方肌及竖脊肌。此部位血液供应来源于肋间后动脉，主要由副神经及第 4～6 胸神经后支支配。针刺时应循肋骨颈长轴刺入，不宜过深。如果与肋骨长轴成垂直刺入，针尖可刺过肋间肌、壁胸膜至肺，可引起血胸、气胸。

（4）主治：心悸，心痛，咳嗽，吐血，失眠，健忘，盗汗等。

8. 肝俞(图5-19)

(1)体表定位:第9胸椎棘突下,旁开1.5寸。

(2)针刺深度:向内斜刺0.5~0.8寸。

(3)与针刺有关的局部解剖:针刺时可经过皮肤、浅筋膜、深筋膜浅层、斜方肌、背阔肌和竖脊肌。此部位血液供应来源于肋间后动脉及肩胛背动脉,主要由第8~10胸神经后支支配。针刺时应循肋骨颈长轴刺入,不宜过深。如果与肋骨长轴成垂直刺入,针尖可刺过肋间肌、壁胸膜至肺,可引起血胸、气胸。

(4)主治:黄疸,胁痛,吐血,目赤,目眩,癫狂,脊背痛等。

9. 脾俞(图5-19)

(1)体表定位:第11胸椎棘突下,旁开1.5寸。

(2)针刺深度:向内斜刺0.5~0.8寸。

(3)与针刺有关的局部解剖:针刺时可经过皮肤、浅筋膜、深筋膜浅层、斜方肌、背阔肌、下后锯肌及竖脊肌。此部位血液供应来源于肋间后动脉,主要由第10~12胸神经后支支配。针刺时应循肋骨颈长轴刺入,不宜过深。如果与肋骨长轴成垂直刺入,针尖可刺过肋间肌、壁胸膜至肺,可引起血胸、气胸。

(4)主治:腹胀,黄疸,呕吐,泄泻,痢疾,便血,水肿,背痛等。

10. 肾俞(图5-19)

(1)体表定位:第2腰椎棘突下,旁开1.5寸。

(2)针刺深度:直刺0.5~1寸。

(3)与针刺有关的局部解剖:针刺时可经过皮肤、浅筋膜、背阔肌腱膜、胸腰筋膜后层、竖脊肌、腰方肌及腰大肌。此部位血液供应主要来源于腰动脉,主要由第1~3腰神经后支支配。腰方肌的深面为肾筋膜后层、肾脂肪囊和肾实质(图5-9、5-10)。肾的位置左右不同,左肾上端平第11胸椎下缘,下端平第2腰椎下缘;右肾比左肾低约半个椎体。两肾上端各距后正中线约3.8cm,下端距后正中线约7.2cm。肾门约对第1腰椎体。一般右肾下端在肾俞穴外侧,左肾下端约在肾俞穴上外侧。如在肾俞穴直刺0.5~1寸或向内侧倾斜15°进针,一般不致刺伤肾脏。但如果针向外侧(右侧)或向上外侧(左侧)深深刺入,就有可能刺中肾脏。肾脏组织柔软,因肾筋膜在上方与膈下筋膜相连,呼吸时肾也可有稍许的上下移动。针尖若刺入肾脏,划破肾组织,可引起局部出血和血尿。所以,针刺不可过深,不可向外侧(右侧)或上外侧(左侧)刺入。

(4)主治:遗精,阳痿,月经不调,耳鸣,耳聋,气喘,腰痛。

11. 志室(图5-19)

(1)体表定位:第2腰椎棘突下,旁开3寸。

(2)针刺深度:直刺0.5~1寸。

(3)与针刺有关的局部解剖:针刺时可经过皮肤、浅筋膜、背阔肌腱膜、胸腰筋膜后层、竖脊肌、腰方肌及腰大肌(图5-9)。

(4)主治:遗精,阳痿,遗尿,小便不利,水肿,月经不调。

12. 气海俞(图5-19)

（1）体表定位：当第 3 腰椎棘突下，旁开 1.5 寸。

（2）针刺深度：直刺 0.5～1 寸。

（3）与针刺有关的局部解剖：针刺时可经过皮肤、浅筋膜、背阔肌腱膜、胸腰筋膜后层、竖脊肌、腰方肌及腰大肌（图 5-9）。

（4）主治：腰痛，痛经，腹胀，肠鸣，痔疾。

第六章

上　肢

第一节　概　述

上肢借肩、腋区与颈、胸和背区相连。以锁骨外 1/3 段和肩峰至第 7 颈椎棘突连线的外 1/3 段与颈部为界;以三角肌前、后缘上份分别和腋前、后襞的连线与胸、背为界。

一、分区

上肢可分为肩部、臂部、肘部、前臂部和手部。各部又分为若干区。肩部又可分为腋区、三角肌区和肩胛区;臂部、肘部、前臂部各分为前区和后区;手部分为手掌和手背区。

二、体表标志

1. **肩峰**(acromion)　位于锁骨的外侧端,肩部的最高点(图 3 - 2)。

2. **喙突**(coracoid process)　位于锁骨中、外 1/3 交界处的下方 2.5cm 处,向前外方的突起(图 3 - 1)。

3. **肱骨大结节**(greater tubercle of humerus)　位于肩峰的外下方(图 6 - 1)。

4. **肱骨内上髁**(medial epicondyle of humerus)　位于肘关节内侧稍上方的突起。

5. **尺神经沟**(sulcus for ulnar nerve)　位于肱骨内上髁的后下方。

6. **尺骨鹰嘴**(olecranon)　位于尺神经沟的后外方(图 6 - 2)。

7. **桡骨茎突**(styloid process of radius)　位于腕关节桡侧的突起(图 6 - 3、6 - 4)。

8. **尺骨头**(head of ulna)　位于腕关节尺侧偏后方的突起(图 6 - 3、6 - 4)。

9. **肱二头肌**(biceps brachii)　在臂部前面可见肱二头肌的隆起,其两侧为肱二头肌的内、外侧沟。在肘关节的前方可扪及肱二头肌肌腱(图 6 - 5)。

10. **腕掌侧肌腱**　握拳屈腕时,在掌侧可见到位于中间的掌长肌腱,其桡侧为桡侧腕屈肌腱,二者之间有正中神经通过,在桡侧腕屈肌腱的外侧可摸到桡动脉的搏动,靠近尺侧缘为尺侧腕屈肌腱(图 6 - 5)。

11. **腕背侧肌腱**　拇指伸直、外展时,自桡侧向尺侧可见到拇长展肌腱、拇短伸肌腱和拇长伸肌腱。拇长伸肌腱的尺侧是指伸肌腱(图 6 - 6)。

12. **近侧横纹**　比较恒定,约与尺骨头相平,又与桡腕关节线的最近点相对应(图 6 - 7)。

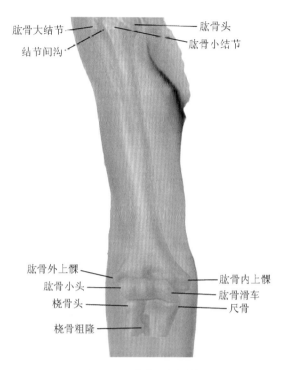

肱骨大结节　　　　　　　　肱骨头
结节间沟　　　　　　　　　肱骨小结节

肱骨外上髁　　　　　　　　肱骨内上髁
肱骨小头　　　　　　　　　肱骨滑车
桡骨头　　　　　　　　　　尺骨
桡骨粗隆

图 6 - 1　臂前面(透骨)

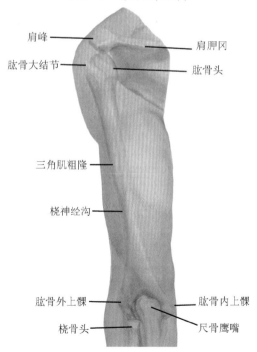

肩峰　　　　　　　　　　　肩胛冈
肱骨大结节　　　　　　　　肱骨头

三角肌粗隆

桡神经沟

肱骨外上髁　　　　　　　　肱骨内上髁
桡骨头　　　　　　　　　　尺骨鹰嘴

图 6 - 2　臂后面(透骨)

13. 中间横纹　不甚恒定,其两端于桡、尺骨茎突相平(图 6 -7)。

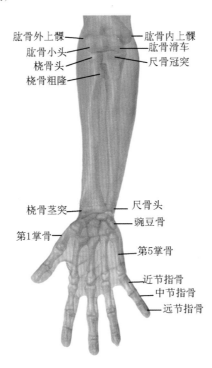

图6-3 前臂和手前面(透骨)

肱骨外上髁 肱骨内上髁
肱骨小头 肱骨滑车
桡骨头 尺骨冠突
桡骨粗隆

桡骨茎突 尺骨头
豌豆骨
第1掌骨 第5掌骨
近节指骨
中节指骨
远节指骨

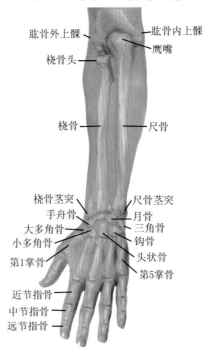

图6-4 前臂和手后面(透骨)

肱骨外上髁 肱骨内上髁
鹰嘴
桡骨头

桡骨 尺骨

桡骨茎突 尺骨茎突
手舟骨 月骨
大多角骨 三角骨
小多角骨 钩骨
第1掌骨 头状骨
第5掌骨
近节指骨
中节指骨
远节指骨

14. 远侧横纹 最明显,约与腕横韧带上缘相对应,横纹尺侧端的突起为豌豆骨(图6-7)。

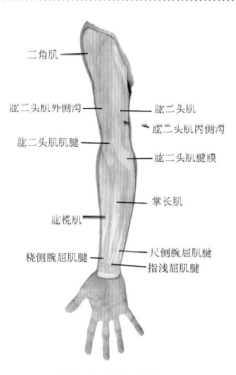

二角肌

肱二头肌外侧沟

肱二头肌肌腱

肱桡肌

桡侧腕屈肌腱

肱二头肌

肱二头肌内侧沟

肱二头肌腱膜

掌长肌

尺侧腕屈肌腱

指浅屈肌腱

图6-5 上肢前面(1)

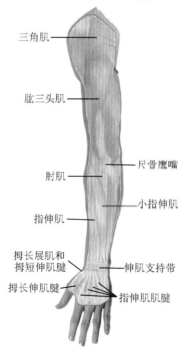

三角肌

肱三头肌

肘肌

指伸肌

拇长展肌和
拇短伸肌腱

拇长伸肌腱

尺骨鹰嘴

小指伸肌

伸肌支持带

指伸肌肌腱

图6-6 上肢后面(1)

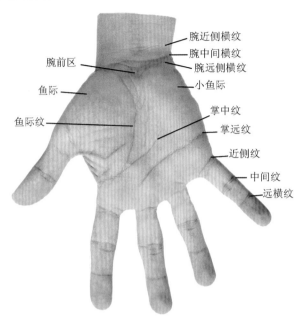

腕近侧横纹
腕中间横纹
腕远侧横纹
腕前区
鱼际
小鱼际
掌中纹
鱼际纹
掌远纹
近侧纹
中间纹
远横纹

图6-7　手掌面(1)

第二节　上肢的局部解剖

一、腋区的主要解剖结构

腋窝(axillary fossa)是位于臂及外侧胸壁间的一个近似锥形的腔。其尖端伸向颈根部。其底朝向外下方。腋窝有四个壁(图3-7):前壁由胸大肌和胸小肌等组成。后壁由肩胛下肌、大圆肌和背阔肌等组成。内侧壁由胸壁的1~5肋的区域组成。外侧壁由喙肱肌和肱骨组成。

腋腔内有腋动脉及其分支、腋静脉及其属支、臂丛及其分支、腋淋巴结及丰富的疏松结缔组织。腋动脉、腋静脉和臂丛由筋膜包绕形成血管神经束,从腋腔上口进入腔内斜向下外方(图3-7)。

(一)腋动脉

腋动脉(axillary artery)于第1肋的外缘续锁骨下动脉,经腋窝至背阔肌下缘处续为肱动脉。主要分支有(图3-7):

1. 胸上动脉(superior thoracic artery)　是腋动脉在胸小肌以上部分的小分支,有时缺失。主要分布于第1肋间肌。

2. 胸肩峰动脉(thoracoacromial artery)　是腋动脉在胸小肌深面的分支。分支主要分布到肩肌、胸肌和乳房等。

3. 胸外侧动脉(lateral thoracic artery) 是腋动脉在胸小肌深面的分支。发出后沿着胸小肌下缘走行到胸壁,分布于前锯肌。

4. 肩胛下动脉(subscapular artery) 是腋动脉在胸小肌以下的分支。发出后沿着肩胛下肌下行,分为旋肩胛动脉和胸背动脉。其中旋肩胛动脉穿过三边孔后进入肩胛区,分布于肩胛部的肌肉。胸背动脉是肩胛下动脉的延续,与胸背神经伴行,分布于背阔肌(图6-8)。

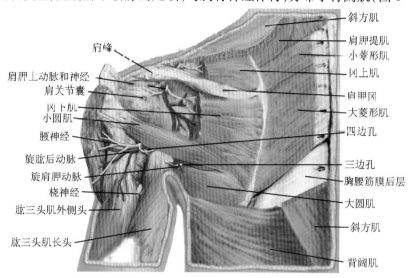

图6-8 三角肌区和肩胛区(4)

5. 旋肱前动脉(anterior humeral circumflex artery) 是腋动脉在胸小肌以下部分的分支。发出后沿着肱骨外科颈由前内向外侧走行,和旋肱后动脉吻合。主要分布于肱骨上端、肱二头肌和胸大肌的肌腱。

6. 旋肱后动脉(posterior humeral circumflex artery) 是腋动脉在胸小肌以下部分的分支。发出后与腋神经一起向后穿过四边孔(图6-8),从后内向外绕外科颈。主要分布附近的肌肉并发出分支与旋肱前动脉吻合。

(二)腋静脉

腋静脉(axillary vein)位于腋动脉的前内侧,当臂外展时,腋静脉可位于腋动脉的前方,接收的属支与腋动脉的同名分支伴行(图3-7)。

(三)臂丛

臂丛(brachial plexus)经颈根部、锁骨下动脉的上方,锁骨之后进入腋窝。在腋窝围绕腋动脉形成内侧束、外侧束和后束。各束主要分支如下(图3-7):

1. 内侧束 发出胸内侧神经、尺神经、前臂内侧皮神经和臂内侧皮神经。

(1)胸内侧神经(medial pectoral nerve):发自内侧束,在腋动、静脉之间弯曲向前,支配胸小肌及胸大肌下部。

(2)尺神经(ulnar nerve):发自内侧束,沿肱二头肌内侧沟随肱动脉下降,至臂中部离开此动脉转向后下,经肱骨内上髁后方的尺神经沟进入前臂,在前臂与尺动脉伴行至手掌。

(3)臂内侧皮神经(medial brachial cutaneous nerve):发自内侧束,分布臂内侧皮肤。有时臂内侧皮神经与第2肋间神经外侧皮支交通形成肋间臂神经(intercostobrachial nerves),也分布在臂内侧部皮肤。

(4)前臂内侧皮神经(medial antebrachial cutaneous nerve):发自内侧束,开始在腋动、静脉之间,继而沿肱动、静脉之间下行,在臂中部与贵要静脉共同穿出深筋膜,分布于前臂内侧皮肤。

2. 外侧束 发出胸外侧神经和肌皮神经。

(1)胸外侧神经(lateral pectoral nerve):发自外侧束,跨过腋动、静脉的前方,穿锁胸筋膜,主要分布于胸大肌。

(2)肌皮神经(musculocutaneous nerve):发自外侧束,行向下外,至肱二头肌深面,发肌支,支配肱二头肌、喙肱肌和肱肌。其皮支沿肱二头肌外侧沟下行,在肘关节的稍上方,穿出深筋膜,下降至前臂,称前臂外侧皮神经,分布于前臂外侧的皮肤。

3. 后束 发出桡神经、腋神经、肩胛下神经和胸背神经。

(1)桡神经(radial nerve):起自后束,在肱三头肌深面紧贴肱骨体中部后面沿桡神经沟向下外行,在肱骨外上髁前方分为浅支和深支。

(2)腋神经(axillary nerve):起自后束,绕过肱骨外科颈行向后外,主要分支到三角肌、小圆肌、肩关节和周围皮肤。

(3)肩胛下神经(subscapular nerve):发自后束,行向后下方,分布于肩胛下肌及大圆肌。

(4)胸背神经(thoracodorsal nerve):发自后束,沿肩胛骨外侧缘下降,至背阔肌。

4. 正中神经 发自内侧束和外侧束,在臂部沿肱二头肌内侧沟伴肱动脉下行至肘窝,在前臂中线于指浅屈肌和指深屈肌之间下降至手掌。

(四)腋淋巴结

腋淋巴结(axillary lymph nodes)位于腋窝的疏松结缔组织内,约15~20个,按位置可分为5群,即胸肌淋巴结、外侧淋巴结、肩胛下淋巴结、中央淋巴结及尖淋巴结。分别收集胸外侧壁、上肢和肩背部的淋巴管,其输出管汇合成锁骨下干,左侧注入胸导管,右侧注入右淋巴导管。

(五)疏松结缔组织

充填于血管、神经和淋巴结之间,并与邻近各区的疏松结缔组织相连。

二、三角肌区和肩胛区的主要解剖结构

三角肌区和肩胛区位于肩部和肩胛骨后面的区域(图6-9、6-10)

(一)三角肌区

指该肌所在的区域。

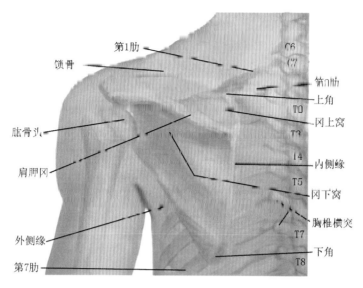

第1肋
锁骨
肱骨头
肩胛冈
外侧缘
第7肋

C6
C7
第n肋
上角
T0 冈上窝
T3
T4 内侧缘
T5 冈下窝
胸椎横突
T7
T8 下角

图 6 – 9 三角肌区和肩胛区(1)

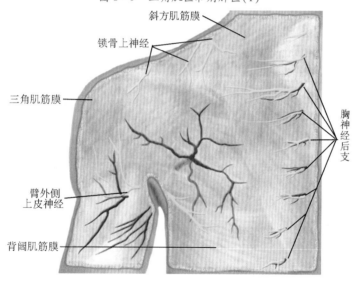

斜方肌筋膜
锁骨上神经
三角肌筋膜
臂外侧
上皮神经
背阔肌筋膜

胸神经后支

图 6 – 10 三角肌区和肩胛区(2)

1. 浅层结构 此区皮肤较厚,浅筋膜较致密。主要有腋神经发出的臂外侧上皮神经分布(图 6 – 10)。

2. 深层结构 三角肌筋膜包被三角肌(图 6 – 10)。

三角肌从前、外、后方包绕肩关节(图 6 – 11)。三角肌起自锁骨的外侧段、肩峰和肩胛冈,肌束逐渐向外下方集中,止于肱骨体外侧面的三角肌粗隆。其作用主要使肩关节外展。受腋神经支配。

在三角肌深面,有腋神经及旋肱后血管经过,此血管神经束是由腋区穿四边孔进入三角肌区,后绕肱骨外科颈的后方向外侧(图 6 – 8)。

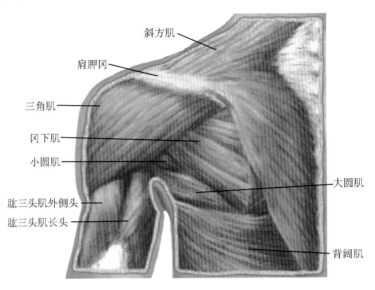

图6-11　三角肌区和肩胛区(3)

(二)肩胛区

指肩胛骨后面的区域(图6-9)。

1. 浅层结构　皮肤也较厚,浅筋膜致密。

2. 深层结构

(1)深筋膜:坚厚。被覆于冈上肌表面形成坚韧的冈上筋膜;覆盖于冈下肌和小圆肌表面的为冈下筋膜(图6-10)。

(2)肌:浅层有斜方肌和背阔肌各一部分;深层包括冈上肌、冈下肌、小圆肌、大圆肌和肩胛下肌(图6-8、6-11)。冈上肌、冈下肌、小圆肌及肩胛下肌的肌腱在肩关节囊的上、后和前方形成腱板,并与关节囊愈着,称为腱袖(rotator cuff)。它可对肩关节起稳定作用。

1)冈上肌(supraspinatus):起自冈上窝,肌束向外,经肩峰深面,跨过肩关节之上,止于肱骨大结节上部,其作用可使肩关节外展。受肩胛上神经(suprascapular nerve)支配。

2)冈下肌(infraspinatus):起自冈下窝,肌束向外跨过肩关节后方,止于肱骨大结节中部。其作用可使肩关节旋外。受肩胛上神经支配。

3)小圆肌(teres minor):位于冈下肌下方,起自肩胛骨外侧缘后面,肌束向外上跨过肩关节后方,止于肱骨大结节下部。其作用可使肩关节旋外。受腋神经支配。

4)大圆肌(teres major):位于小圆肌的下方,起自肩胛骨外侧缘和下角,肌束向上外,绕肱骨之前,止于肱骨小结节嵴。其作用可使肩关节内收、旋内。受肩胛下神经支配。

5)肩胛下肌(subscapularis):位于肩胛骨前面,起自肩胛下窝,肌束向外上,经肩关节前方,止于肱骨小结节。其作用可使肩关节内收、旋内。受肩胛下神经支配。

(3)动脉:肩胛区的主要动脉有以下几支(图6-8)。

1)肩胛上动脉(suprascapular artery):它发自锁骨下动脉的甲状颈干,经过肩胛上横韧带的上方进入冈上肌深面的冈上窝,再绕经肩峰下方(肩胛颈)进入冈下窝,参与肩胛动脉网的构成。肩胛上横韧带连于肩胛切迹(肩胛骨上缘外侧)的两侧,其上方有肩胛上血管经过;而下方即肩胛上横韧带与肩胛切迹围成的孔有肩胛上神经通过。

2)旋肩胛动脉(circumflex scapular artery):发自腋动脉的肩胛下动脉,穿三边孔到达肩胛区,在冈下窝与肩胛上动脉吻合。

3)肩胛动脉网:位于冈下窝或冈下肌中,其来源有3支:肩胛上动脉、颈横动脉的降支和旋肩胛动脉。颈横动脉发自锁骨下动脉的甲状颈干,颈横动脉的降支即肩胛背动脉,它沿肩胛骨的内侧缘下行,发支分布于冈下窝。肩胛上动脉、肩胛背动脉和旋肩胛动脉的分支彼此吻合成网,这是肩部重要的侧支循环途径。当腋动脉血流受阻时,该网仍可维持上肢的血运。

(4)肩胛上神经(suprascapular nerve):起自臂丛锁骨上部,经肩胛上横韧带的下方进入冈上窝,和肩胛上血管伴行,分布于冈上肌和冈下肌(图6-8)。

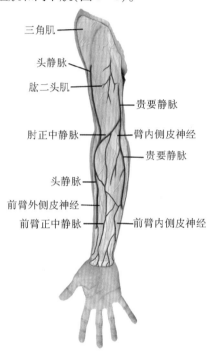

图6-12 上肢前面(2)

（5）三边孔和四边孔:位于腋窝的后壁上,后壁的肌肉之间构成两个孔,内侧的为三边孔(trilateral foramen),其境界是:上为肩胛下肌和小圆肌,下为大圆肌、背阔肌,外侧为肱三头肌长头,其内有旋肩胛动脉和静脉通过(图6-8)。外侧为四边孔(quadrilateral foramen),其境界是:上为肩胛下肌和小圆肌,下为大圆肌、背阔肌,内侧为肱三头肌长头,外侧界为肱骨外科颈,有腋神经及旋肱后血管通过(图6-8)。

三、臂前区的主要解剖结构

(一)浅层结构

臂前区皮肤较后区薄,有移动性。浅筋膜薄而疏松。在肱二头肌外侧沟内,有头静脉(cephalic vein)通过;在肱二头肌内侧沟下部,有贵要静脉(basilic vein)及臂内侧皮神经(medial brachial cutaneous nerve)通过(图6-12)。

(二)深层结构

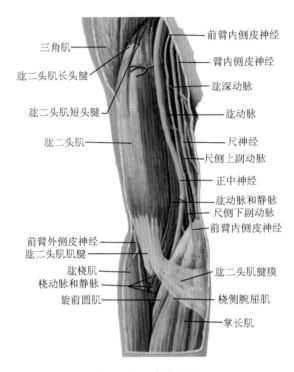

图6-13 臂前面(1)

1. **深筋膜** 臂部的深筋膜除包被臂肌外,还发出内、外侧肌间隔深入屈肌与伸肌之间附着于骨。臂前区的深筋膜较薄(图6-12)。

2. **骨骼肌** 位于肱骨前方,浅层有肱二头肌,上方有喙肱肌,下方深层有肱肌(图6-13、6-14)。

(1)肱二头肌(biceps brachii):长头起自肩胛骨关节盂上方,短头起自喙突,止于桡骨粗隆。作用为屈肘关节和肩关节。受肌皮神经支配。

(2)喙肱肌(coracobrachialis):起自肩胛骨喙突,止于肱骨中部,作用为屈肩关节并使之内收。受肌皮神经支配。

(3)肱肌(brachialis):起自肱骨前面下半,止于尺骨粗隆,作用为屈肘关节。受肌皮神经

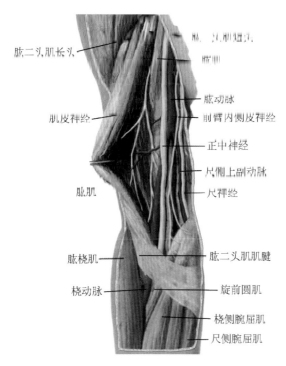

图 6-14　臂前面(2)

支配。

3. 主要神经　包括尺神经、肌皮神经和正中神经(图6-13、6-14)。

(1)尺神经(ulnar nerve):臂上部位于肱动脉的内侧,臂中部与尺侧上副动脉伴行。

(2)肌皮神经(musculocutaneous nerve):穿过喙肱肌至肱二头肌与肱肌之间,行向下外,其末支移行为前臂外侧皮神经(lateral antebrachial cutaneous nerve)。

(3)正中神经(median nerve):肱二头肌内侧沟内与肱动脉伴行。

4. 动脉　臂部主要动脉是肱动脉(brachial artery)。肱动脉在背阔肌下缘处接续腋动脉,沿着肱二头肌内侧沟走行(图6-13),至肘窝处分为桡动脉和尺动脉。肱动脉周围有尺神经和正中神经伴随走行。肱动脉的主要分支:

(1)肱深动脉(deep brachial artery):在靠近肱动脉起始处分出,沿着桡神经沟伴随桡神经走行,分布于臂后部的肌肉和组织。其终末支为桡侧副动脉(radial collateral artery),参入构成肘关节网。

(2)尺侧上副动脉(superior ulnar collateral artery):在肱动脉起始部附近发出,穿内侧肌间隔,伴随尺神经至肘关节的后面,参与肘关节网的形成(图6-14)。

(3)尺侧下副动脉(inferior ulnar collateral artery):在肘关节上方发出,在肱肌与正中神经之间至肘关节前内侧和后面,参与肘关节网的形成。

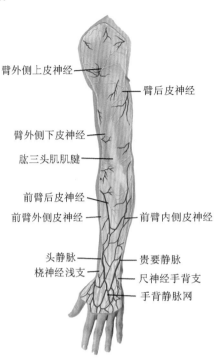

臂外侧上皮神经
臂后皮神经
臂外侧下皮神经
肱三头肌肌腱
前臂后皮神经
前臂外侧皮神经　前臂内侧皮神经
头静脉　贵要静脉
桡神经浅支　尺神经手背支
手背静脉网

图 6－15　上肢后面（2）

四、臂后区的主要解剖结构

（一）浅层结构

臂后区皮肤较厚,但移动性大。在浅筋膜内有发自桡神经的臂外侧下皮神经（分布于臂外侧面下部皮肤）、臂后皮神经（分布于臂后面三角肌以下的皮肤）和前臂后皮神经（分布于前臂后区的皮肤）。另外还有发自腋神经的皮支（臂外侧上皮神经），分布于臂外侧上部皮肤（图 6－15）。

（二）深层结构

1. 深筋膜　较厚（图 6－15）。在肱三头肌的内、外侧向深面和肱骨骨膜相连形成内侧肌间隔和外侧肌间隔。

2. 肱三头肌（triceps brachii）　长头起自肩胛骨关节盂下方,外侧头起自桡神经沟外上方,内侧头起自桡神经沟内下方,止于尺骨鹰嘴（图 6－16）,其作用为伸肘关节和肩关节。受桡神经支配。

3. 血管神经束　由桡神经、肱深动脉及其伴行的两条静脉共行于桡神经沟内组成,称为桡神经血管束（图 6－17）。

（1）桡神经:在大圆肌下缘,伴肱深血管斜向下外,进入肱骨肌管,紧贴桡神经沟骨面走行,穿臂外侧肌间隔至肘窝外侧,在肱桡肌和肱肌之间,桡神经分为浅支和深支。在行程中,发

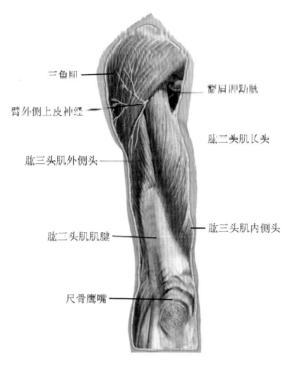

图 6-16 臂后面(1)

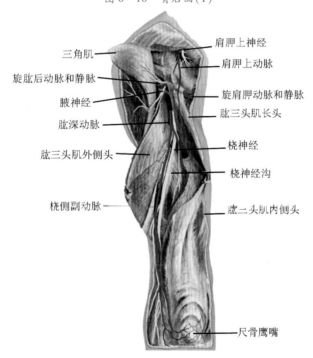

图 6-17 臂后面(2)

肌支支配肱三头肌。

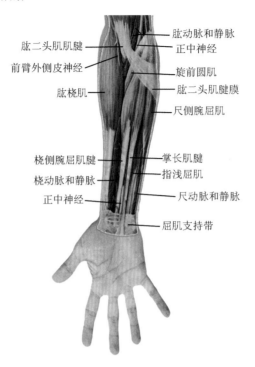

图6-18　肘窝和前臂前面(1)

(2)肱深动脉:在桡神经沟内分为前、后两支,前支称桡侧副动脉,与桡神经伴行穿臂外侧肌间隔,后支称中副动脉,在臂后区下行,参与肘关节网。

(3)肱深静脉(deep brachial veins):有两条,伴行于肱深动脉两侧。

五、肘前区的主要解剖结构

(一)浅层结构

1. **皮肤与浅筋膜**　肘前区皮肤薄而柔软,浅筋膜疏松。

2. **浅静脉**　头静脉和贵要静脉分别行于肱二头肌腱的外侧和内侧。在肘前区肘正中静脉自头静脉分出,斜向内上方注入贵要静脉。(图6-12)。

3. **皮神经**　前臂内侧皮神经与贵要静脉伴行,前臂外侧皮神经行于头静脉后方,在肱二头肌腱的外侧穿出深筋膜(图6-12)。

4. **浅淋巴结**　肘浅淋巴结位于肱骨内上髁上方、贵要静脉附近,又称滑车上淋巴结,收纳手和前臂内侧半的浅淋巴管,其输出管伴肱静脉注入腋淋巴结。

(二)深层结构

1. **深筋膜**　肘前区深筋膜上接臂筋膜,下连前臂筋膜。肱二头肌腱膜是前臂筋膜在肘窝内连于肱二头肌腱内侧形成的。该腱膜与肱二头肌腱交接处内侧,是触摸肱动脉搏动和测量血压的听诊部位(图6-12、6-18)。

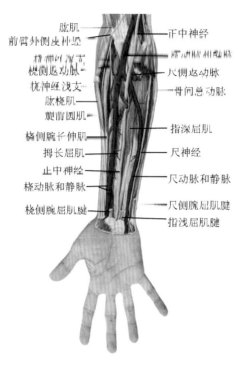

图 6 – 19　肘窝和前臂前面(2)

2. 肘窝

(1)境界:为肘关节前面的三角形间隙,外侧界为肱桡肌,内侧界为旋前圆肌。上界是肱骨内、外上髁间的连线(图 6 – 18)。

(2)内容:其内主要结构是肱二头肌腱、肱动脉的末段,桡动脉和尺动脉的起始部、正中神经和桡神经(图 6 – 19、6 – 20)。

肱动脉在肘窝下部分为尺动脉和桡动脉,两动脉在起始部各分出一返支,分别称为尺侧返动脉(ulnar recurrent artery)和桡侧返动脉(radial recurrent artery),向上至肘关节(图 6 – 19)。尺动脉又分出骨间总动脉(common interosseous artery),它为一短干,很快分为骨间前动脉(anterior interosseous artery)和骨间后动脉(posterior interosseous artery)(图 6 – 19、6 – 20)。桡动脉越过肱二头肌腱表面斜向外下,至前臂肱桡肌内侧。

六、前臂前区的主要解剖结构

(一)浅层结构

前臂前区的皮肤较薄,有移动性。浅筋膜中有贵要静脉及前臂内侧皮神经;在桡侧有头静脉和前臂外侧皮神经前臂正中静脉常分 2 支,在前臂前面走行,近肘前区分别注入贵要静脉和头静脉(图 6 – 12)。

(二)深层结构

1. 深筋膜　前臂前区的深筋膜包被前臂的屈肌,并连于尺骨和桡骨,它与二骨及前臂骨

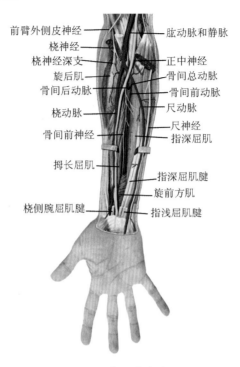

前臂外侧皮神经
桡神经
桡神经深支
旋后肌
骨间后动脉
桡动脉
骨间前神经
拇长屈肌
桡侧腕屈肌腱

肱动脉和静脉
正中神经
骨间总动脉
骨间前动脉
尺动脉
尺神经
指深屈肌
指深屈肌腱
旋前方肌
指浅屈肌腱

图6-20 肘窝和前臂前面(3)

间膜共同围成前臂骨筋膜鞘(图6-12)。

2. 骨骼肌 前臂前群的骨骼肌共9块。主要为屈腕、屈指和使前臂旋前的肌,称为屈肌群,分为浅、深两层(图6-18、6-19)。

(1)浅层:有6块肌,由外侧向内侧分别为肱桡肌、旋前圆肌、桡侧腕屈肌、掌长肌、指浅屈肌及尺侧腕屈肌。它们的主要作用是屈肘、屈腕、屈指及前臂旋前。

1)肱桡肌(brachioradialis):起于肱骨外上髁,止于桡骨茎突的外侧面。神经支配是桡神经。

2)旋前圆肌(pronator teres):起于肱骨内上髁,止于桡骨外侧面中部。神经支配是正中神经。

3)桡侧腕屈肌(flexor carpi radialis):起于肱骨内上髁,止于第2掌骨底。神经支配是正中神经。

4)掌长肌(palmaris longus):起于肱骨内上髁,止于掌腱膜。主要作用是紧张掌腱膜。神经支配是正中神经。

5)指浅屈肌(flexor digitorum superficialis):起于肱骨内上髁,向下分成4条肌腱,止于第2至5中节指骨底两侧。神经支配是正中神经。

6)尺侧腕屈肌(flexor carpi ulnaris):起于肱骨内上髁,止于豌豆骨。神经支配是尺神经。

(2)深层:有3块肌,分别为指深屈肌、拇长屈肌及旋前方肌(图6-20)。

1)指深屈肌(flexor digitorum profundus):位于前臂内侧半。起于尺骨和前臂骨间膜,向下分成4条肌腱,止于第2至5末节指骨底。主要作用是屈腕、屈指。神经支配是正中神经和尺神经。

（2）拇长屈肌（flexor pollicis longus）：位于前臂外侧半，起于桡骨和前臂骨间膜，止于拇指末节指骨底。上界伴行是拇指桡侧腕动脉血脉，神经支配也是正中神经。

（3）旋前方肌（pronator quadratus）：呈方形，贴在尺、桡骨远端的前面。起于尺骨，止于桡骨。主要作用是使前臂旋前。神经支配是正中神经。

3. 血管神经束　主要包括 3 个（图 6 - 19、6 - 20）。

（1）桡侧血管神经束：由深筋膜包绕桡动脉、两条伴行静脉及桡神经浅支而成。先经肱桡肌与旋前圆肌之间，继而在肱桡肌腱与桡侧腕屈肌腱之间下行。

桡动脉在肘窝处由肱动脉发出。起始部走行于肱桡肌深面，于前臂中下部浅出从桡骨茎突处至手背，再穿第 1 掌骨间隙进入手掌，其末端与尺动脉的掌深支吻合形成掌深弓。在前臂部远侧部发出掌浅支在手掌与尺动脉末端吻合形成掌浅弓。

两条桡静脉伴行一条桡动脉走行。

桡神经浅支在前臂下 1/3 处经肱桡肌腱深面转到前臂背侧，向下分布到手背桡侧半的皮肤（图 6 - 15）。

（2）尺侧血管神经束：由深筋膜包绕尺动脉、两条伴行静脉及尺神经而成。在前臂近侧 1/3，位于指浅屈肌深面，在远侧 2/3 行经指浅屈肌与尺侧腕屈肌之间，在豌豆骨桡侧入手掌（图 6 - 20）。

尺动脉在肘窝处由肱动脉发出。随前臂血管神经束至手掌后，其本干的末端与桡动脉的掌浅支吻合形成掌浅弓，尺动脉在手腕处发出掌深支，进入手掌深面与桡动脉本干的末端吻合形成掌深弓。

两条尺静脉伴行一条尺动脉走行。

尺神经起自臂丛的内侧束，与尺动脉一同进入手掌部。在前臂尺神经主要支配指深屈肌的尺侧半和尺侧腕屈肌。

（3）正中血管神经束：主要由正中神经及其伴行的同名血管外面包以筋膜而成，在前臂近侧位于指浅、深屈肌之间下降，远侧位于桡侧腕屈肌腱与掌长肌腱之间。在前臂部正中神经主要支配除肱桡肌、尺侧腕屈肌和指深屈肌尺侧半以外的所有前臂前群肌。正中动脉（median artery）自骨间前动脉发出，多为一细小分支，伴随正中神经，行程中有同名静脉伴行（图 6 - 20）。

（4）骨间血管神经束：由骨间前血管和神经组成；走行在前臂深层肌肉与骨间膜之间。骨间前动脉（也称骨间掌侧动脉）发自尺动脉的骨间总动脉，骨间前神经发自正中神经（图 6 - 20）。

七、前臂后区的主要解剖结构

（一）浅层结构

前臂后区的皮肤较厚，浅筋膜中有头静脉和贵要静脉的属支以及皮神经。前臂后皮神经和前臂内、外侧皮神经共同分布于前臂后面的皮肤（图 6 - 15）。

（二）深层结构

1. 深筋膜和肌 前臂后区的深筋膜厚而坚韧,包被前臂肌后群(图6-6、6-15)。前臂肌后群共有11块肌肉,分浅层和深层(图6-21、6-22),由桡神经深支支配。

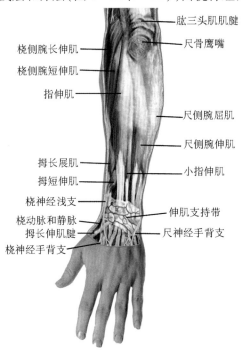

桡侧腕长伸肌
桡侧腕短伸肌
指伸肌

拇长展肌
拇短伸肌
桡神经浅支
桡动脉和静脉
拇长伸肌腱
桡神经手背支

肱三头肌肌腱
尺骨鹰嘴

尺侧腕屈肌
尺侧腕伸肌

小指伸肌

伸肌支持带
尺神经手背支

图6-21　前臂后面(1)

(1)浅层肌:有6块肌,分别为肘肌、桡侧腕长伸肌、桡侧腕短伸肌、指伸肌、小指伸肌及尺侧腕伸肌(图6-21、6-22)。主要作用为伸肘、伸腕、伸指和前臂旋后。

1)肘肌(anconeus):位于肘关节后方。起于肱骨外上髁,止于尺骨上1/3。

2)桡侧腕长伸肌(extensor carpi radialis longus):起于肱骨外上髁,止于第2掌骨底。

3)桡侧腕短伸肌(extensor carpi radialis brevis):起于肱骨外上髁,止于第3掌骨底。

4)指伸肌(extensor digitorum):起于肱骨外上髁,向下分成4腱,止于第2~5指中节和远节指骨底。

5)小指伸肌(extensor digiti minimi):起于肱骨外上髁,肌腱至小指背面,止于小指指背腱膜。

6)尺侧腕伸肌(extensor carpi ulnaris):起于肱骨外上髁,止于第5掌骨底背面。

(2)深层肌:有5块肌,分别为旋后肌、拇长展肌、拇短伸肌、拇长伸肌及示指伸肌(图6-22)。主要作用为伸腕、伸指和前臂旋后。

1)旋后肌(supinator):位于深层。起于尺骨上端,肌纤维斜向下外,并向前包绕桡骨,止于桡骨上部。

2)拇长展肌(abductor pollicis longus):起于桡尺骨上部和骨间膜的背面,止于第1掌骨底。

3)拇短伸肌(extensor pollicis brevis):起于桡尺骨上部和骨间膜的背面,止于拇指近节指骨底。

4)拇长伸肌(extensor pollicis longus):起于桡尺骨上部和骨间膜的背面,止于拇指远节指骨底。

5)示指伸肌(extensor indicis):起于桡尺骨上部和骨间膜背面,止于示指的指背腱膜。

2. 血管神经束 由骨间后动脉、两条伴行静脉及骨间后神经(桡神经深支)组成,行于前臂后群的浅层和深层肌之间(图6-22)。

(1)骨间后动脉(posterior interosseous artery):起自尺动脉的骨间总动脉,经骨间膜近侧进入前臂后区,伴骨间后神经下行,分支营养临近诸肌,并参与肘关节动脉网,该动脉由骨间后静脉伴行。

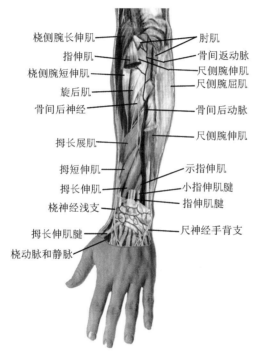

图6-22 前臂后面(2)

(2)骨间后神经(posterior interosseous nerve):是由桡神经深支(deep branch of radial nerve)发支支配桡侧腕长、短肌和旋后肌后,在桡骨头下方5~7cm处穿旋后肌形成。发支支配其余前臂后群肌。

八、手掌部的主要解剖结构

(一)浅层结构

腕前区的皮肤和皮下组织,均比较薄而松弛(图6-7、6-23)。

手掌的皮肤厚而坚韧,缺乏弹性,角化层厚,无毛,但汗腺丰富。皮下组织在鱼际和小鱼际

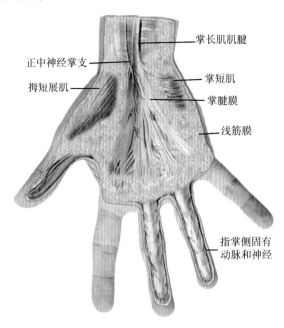

掌长肌肌腱

正中神经掌支

掌短肌

拇短展肌

掌腱膜

浅筋膜

指掌侧固有
动脉和神经

图 6 - 23　手掌面(2)

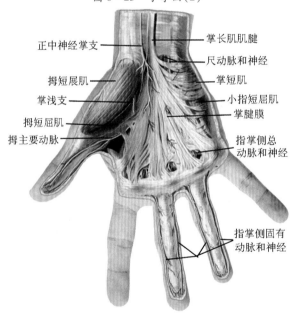

正中神经掌支

掌长肌肌腱

尺动脉和神经

拇短展肌

掌短肌

掌浅支

小指短屈肌

拇短屈肌

掌腱膜

拇主要动脉

指掌侧总
动脉和神经

指掌侧固有
动脉和神经

图 6 - 24　手掌面(3)

处比较疏松,而在手心部较致密,由纤维隔将皮下组织分隔无数小叶,且将皮肤和掌腱膜紧密相连(图 6 - 23、6 - 24)。

(二)深层结构

1. 腕前区的深筋膜　上与前臂筋膜相续,下与掌深筋膜相连。在腕部增厚形成屈肌支持带(腕横韧带)。

（1）屈肌支持带(flexor retinaculum)：又名腕横韧带，厚而坚韧，宽约2.5cm，其桡侧附于手舟骨和大多角骨，尺骨端附于豌豆骨和钩骨。屈肌支持带与腕骨共同构成腕管(图6-25、6-26)。

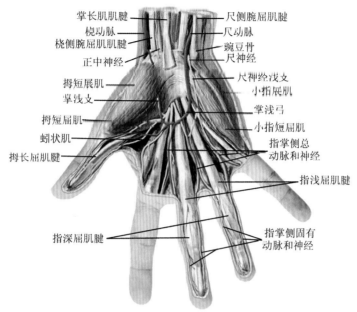

图6-25 手掌面(4)

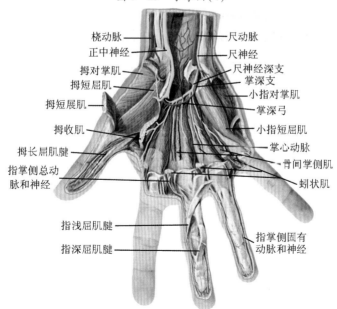

图6-26 手掌面(5)

（2）通过屈肌支持带浅面和腕管的结构：在屈肌支持带桡侧浅面有桡侧腕屈肌通过；尺侧

浅面有尺动、静脉及尺神经通过;中间部浅面有掌长肌腱通过。在腕管中有指浅、深屈肌各4条肌腱、拇长屈肌腱以及正中神经通过(图6-25、6-26)。

腕管综合征又称腕管狭窄症,系指腕部外伤、骨折、脱位、扭伤或腕部劳损等原因引起腕横韧带增厚,管内肌腱肿胀后,压迫正中神经,引起手指麻木无力为主的一种病症。主要症状是:患者桡侧3个半手指麻木或刺痛;活动或甩手后可减轻;手指活动不灵敏;病情严重者患侧大鱼际肌肉萎缩,甚至出现患指溃疡等神经营养障碍症状。

2. 手掌的深筋膜 可分为三部分,其两侧部较薄弱,分别覆盖鱼际肌和小鱼际肌,中间部是厚而致密的腱性组织,呈三角形,称为掌腱膜(palmar aponeurosis)。

掌腱膜呈三角形,坚韧而致密。近侧端与掌长肌腱相连。两侧与大鱼际和小鱼际肌群的深筋膜相连续。远端约在掌指关节处,形成结缔组织束与指浅屈肌和指深屈肌表面的深筋膜相连(图6-23、6-24)。

3. 肌肉 可分为外侧、中间和内侧三群(图6-25、6-26)。

(1)外侧群:为鱼际,有拇短展肌、拇短屈肌、拇对掌肌及拇收肌。

1)拇短展肌(abductor pollicis brevis):起自腕横韧带、舟骨,止于拇近节指骨底外侧,可外展拇指,由正中神经支配。

2)拇短屈肌(flexor pollicis brevis):起自腕横韧带、小多角骨,止于拇近节指骨底,可屈拇掌指关节,由正中神经支配。

3)拇对掌肌(opponens pollicis):起自腕横韧带、大多角骨,止于第1掌骨桡侧缘,可使拇指对掌,由正中神经支配。

4)拇收肌(adductor pollicis):斜头起自头状骨、腕横韧带,横头起自第3掌骨前面,止于拇近节指骨底,可使拇指内收、屈曲;由尺神经支配。

(2)中间群:有蚓状肌(lumbricales)及骨间肌(interosseous muscles)(表6-1)。

表6-1 手肌中间群

名 称	起 点	止 点	作 用	神经支配
第1、2蚓状肌	指深屈肌腱桡侧	第2~5近节指骨背面及指背腱膜	屈掌指关节,伸指骨间关节	正中神经
第3、4蚓状肌				尺神经
第1骨间掌侧肌	第2掌骨尺侧缘	经示指尺侧止于指背腱膜	2、4、5指内收,屈掌指关节,伸指骨间关节	尺神经
第2、3骨间掌侧肌	第4、5掌骨桡侧缘	经4、5指桡侧止于指背腱膜		
第1、2骨间背侧肌	第1~5掌骨相对缘	2、3指桡侧止近节指骨底、指背腱膜	2、4指外展,屈掌指关节,伸指骨间关节	尺神经
第3、4骨间背侧肌		3、4指尺侧止近节指骨底、指背腱膜		

(3)内侧群:为小鱼际,有小指展肌、小指短屈肌及小指对掌肌。

1）小指展肌（abductor digiti minimi）：起自豌豆骨，止于小指近节指骨底尺侧缘，可屈和外展小指，由尺神经支配。

2）小指短屈肌（flexor digiti minimi brevis）：起自钩骨及腕横韧带，止于小指近节指骨底尺侧缘，可屈小指关节，由尺神经支配。

3）小指对掌肌（opponens digiti minimi）：起自钩骨及腕横韧带，止于第5掌骨尺侧缘，可使小指对掌，由尺神经支配。

4．神经

（1）正中神经（median nerve）：在屈肌支持带深面进入于掌后，立刻分为3支指掌侧总神经，指掌侧总神经位于屈指肌腱和掌浅弓之间。桡侧第1支指掌侧总神经先分支支配手的外侧群肌（拇收肌除外）和第1、2蚓状肌，然后分出3支指掌侧固有神经分布于拇指两侧和示指桡侧。尺侧2支指掌侧总神经各分出2支指掌侧固有神经，至第2~4指的相对缘，分布在各指掌面以及桡侧3个半手指的中节和末节背侧的皮肤（图6-25）。

（2）尺神经（ulnar nerve）：在屈肌支持带浅面进入手掌，分为浅支和深支，深支支配小鱼际肌（hypothenar）、拇收肌、骨间肌和第3、4蚓状肌，浅支发出第4指掌侧总神经和小指掌侧固有神经。其中指掌侧总神经发出指掌侧固有神经分布在无名指和小指的相对缘，小指掌侧固有神经分布在小指尺侧缘的皮肤（图6-25）。

5．动脉

（1）掌浅弓（superficial palmar arch）：由桡动脉的掌浅支和尺动脉本干的末端吻合而成。位于屈指肌腱的浅面（经常由于掌浅支较细小，只看到掌浅弓由尺动脉的末端形成），掌浅弓发出3条指掌侧总动脉和1条小指尺掌侧动脉。每条指掌侧总动脉分为2条指掌侧固有动脉分布于示指、中指、无名指和小指的相对缘。小指尺掌侧动脉分布在小指尺侧缘（图6-25）。

（2）掌深弓（deep palmar arch）：由桡动脉本干的末端和尺动脉掌深支吻合而成。位于屈指肌腱的深面。其分支与手背的动脉和掌浅弓都有吻合（图6-26）。

九、手背的主要解剖结构

（一）浅层结构

手背的皮肤薄而柔软，皮下组织薄而松弛。皮下的浅静脉非常丰富，吻合成手背静脉网（dorsal venous rete of hand），收纳手部大部分的静脉血。从手背静脉网的内、外侧部，分别发起贵要静脉和头静脉（图6-27、6-28）。

手背的浅淋巴管与浅静脉伴行。手背的皮神经来自桡神经的浅支和尺神经的手背支，它们分别分布于手背桡侧半和尺侧半的皮肤（图6-27、6-28）。尺神经的手背支在腕关节近侧约5cm处发自尺神经，经尺侧腕屈肌腱和尺骨之间，转向背侧，下行至手背。

（二）深层结构

深筋膜在腕后部增厚形成伸肌支持带（extensor retinaculum）也称腕背侧韧带（图6-29）。手背的深筋膜是伸肌支持带的延续，它与手背的伸肌腱结合，其两侧缘分别附着于第2、5

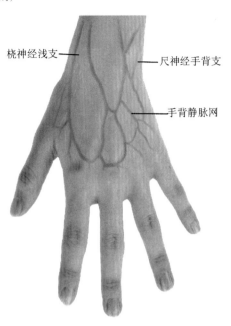

桡神经浅支

尺神经手背支

手背静脉网

图 6 – 27　手背面(1)

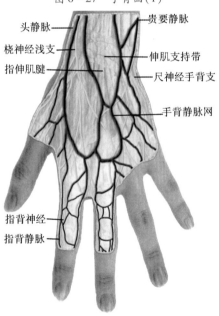

头静脉

贵要静脉

桡神经浅支

伸肌支持带

指伸肌腱

尺神经手背支

手背静脉网

指背神经

指背静脉

图 6 – 28　手背面(2)

掌骨。

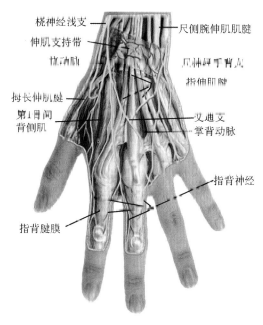

图 6-29 手背面(3)

橈神经浅支 — 尺侧腕伸肌肌腱
伸肌支持带 — 指伸肌腱
拇长伸肌腱 — 艾迪支
第1骨间背侧肌 — 掌背动脉
— 指背神经
指背腱膜

第三节　上肢主要穴位解剖举例

一、腋区穴

主要穴位为手少阴心经穴极泉。

极泉(图 6-30)

(1)体表定位:腋窝中央,腋动脉搏动处。

(2)针刺深度:上肢外展,于腋窝中央,避开动脉取穴。直刺 1~1.5 寸。

(3)与针刺有关的局部解剖:针刺经过皮肤、浅筋膜、腋筋膜、腋腔内。浅层有第 2 肋间神经的外侧皮支即肋间臂神经分布;深层腋腔内有臂丛及其分支、腋动脉的分支和腋静脉的属支。针刺入腋腔后,忌猛力提插,以免刺破腋静脉,造成血肿;也忌针尖向内侧胸壁方向针刺过深,造成气胸。

(4)主治:心痛,心悸,胸闷气短,胁肋疼痛,肩臂疼痛,上肢不遂等。

二、三角肌区和肩胛区穴

主要包括手少阳三焦经穴肩髎、天髎;手阳明大肠经穴巨骨;手太阳小肠经穴秉风、曲垣;足少阳胆经穴肩井穴等。

1. 肩髎(图 6-31)

(1)体表定位:垂肩,于肩峰端后缘下,肩峰与肱骨大结节之间凹陷处。

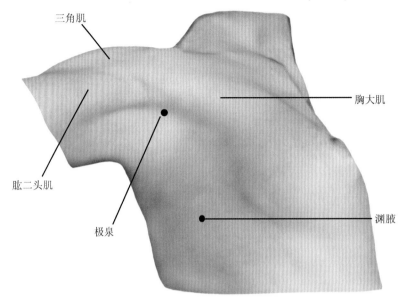

图 6 - 30A　腋区穴位解剖图

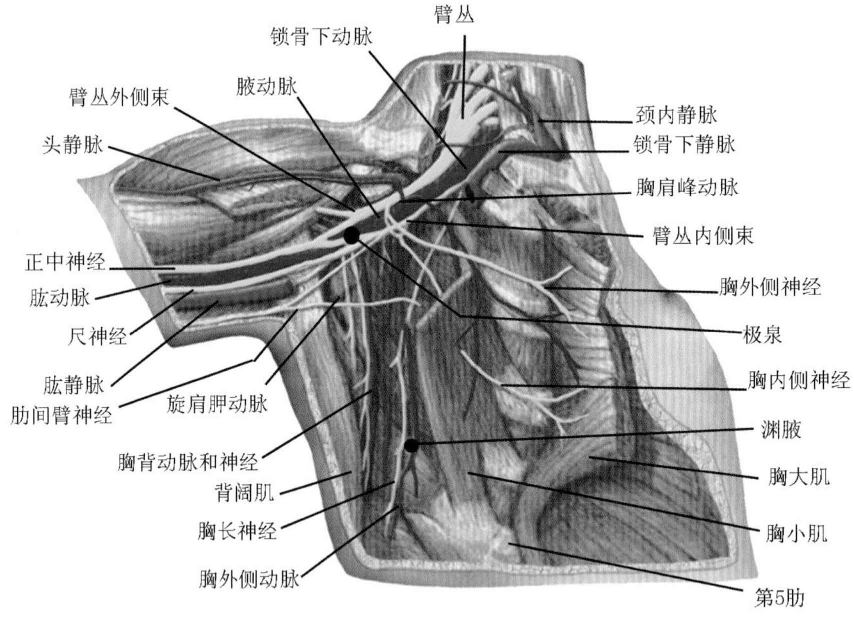

图 6 - 30B　腋区穴位解剖图

（2）针刺深度：直刺 0.5 ~ 1 寸。

（3）与针刺有关的局部解剖：针刺时可经过：皮肤、浅筋膜、三角肌筋膜、三角肌（后部）、小圆肌等。浅层有腋神经发出的臂外侧上皮神经分布；深层有旋肱后动脉、静脉及腋神经的分支。

（4）主治：肩臂挛痛不遂。

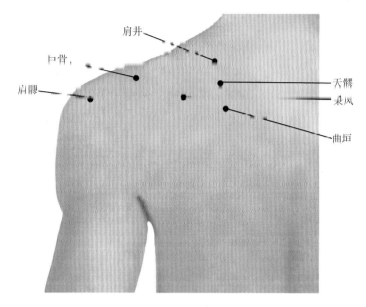

图 6 – 31A 三角肌区和肩胛区穴位解剖图

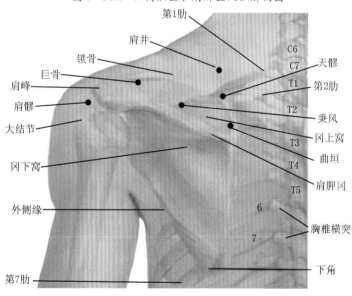

图 6 – 31B 三角肌区和肩胛区穴位解剖图(透骨)

2. 天髎(图 6 – 31)

(1)体表定位:正坐垂肩,肩井与曲垣连线的中点,在肩胛骨的上角凹陷处,。

(2)针刺深度:直刺 0.5~1 寸。

(3)与针刺有关的解剖结构:针刺时可经过皮肤、浅筋膜、斜方肌筋膜、斜方肌、肩胛提肌。此穴位周围的皮肤有颈丛发出的锁骨上神经和第 1 胸神经后支的皮支分布;深层有副神经、肩胛背血管和神经。

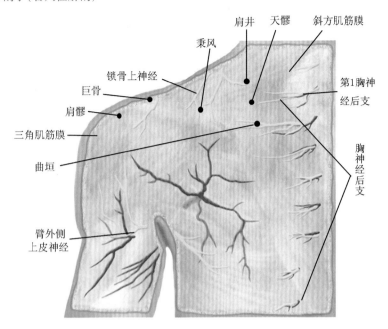

图 6 - 31C 三角肌区和肩胛区穴位解剖图

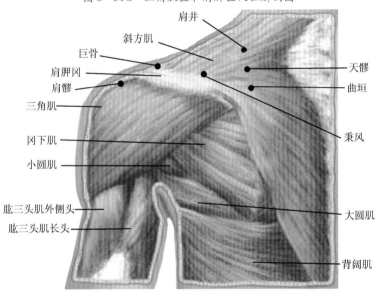

图 6 - 31D 三角肌区和肩胛区穴位解剖图

（4）主治：肩臂痛,颈项强痛。

3. 巨骨(图 6 - 31)

（1）体表定位：在肩上部,当锁骨肩峰端与肩胛冈之间凹陷处。

（2）针刺深度：直刺 0.5 ~ 1 寸。

（3）与针刺有关的解剖结构：针刺时可经过皮肤、浅筋膜、斜方肌筋膜、斜方肌、冈上肌。
此穴位周围的皮肤有颈丛发出的锁骨上神经分布;深层有副神经、肩胛上血管和神经。

(4)主治:肩臂挛痛不遂,瘰疬,瘿气。

4. 秉风(图6-31)

(1)体表定位:在肩胛部,肩胛冈中点上方冈上窝中。

(2)针刺深度:直刺0.5~0.8寸。

(3)与针刺有关的解剖结构:针刺时可经过皮肤、浅筋膜、斜方肌筋膜、斜方肌和冈上肌。浅层有第2胸神经后支的皮支和伴行的动静脉。深层有副神经、肩胛上血管和神经。

(4)主治:肩胛疼痛,手臂酸麻。

5. 曲垣(图6-31)

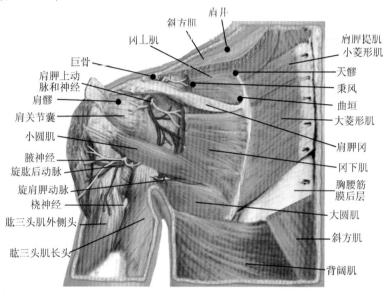

图6-31E 三角肌区和肩胛区穴位解剖图

(1)体表定位:在肩胛部,肩胛冈内侧端上缘凹陷中。

(2)针刺深度:直刺0.5~0.8寸。

(3)与针刺有关的解剖结构:针刺时可经过皮肤、浅筋膜、斜方肌筋膜、斜方肌、冈上肌。穴位浅层有第2胸神经后支的皮支和伴行的动静脉;深层有肩胛上神经、副神经分布,伴随有肩胛上动脉和静脉。

(4)主治:肩胛疼痛,手臂酸麻。

6. 肩井(图6-31)

(1)体表定位:在肩上,在大椎与肩峰端连线的中点,即第7颈椎棘突下与肩峰最外侧点连线的中点。

(2)针刺深度:直刺0.3~0.5寸。

(3)与针刺有关的解剖结构:针刺时可经过皮肤、浅筋膜、斜方肌筋膜、斜方肌、肩胛提肌。浅层有锁骨上神经及颈浅血管分布;深层有颈横血管的分支和属支及肩胛背神经的分支。

(4)主治:头痛,眩晕,颈项强痛,肩背疼痛,上肢不遂,瘰疬,乳痈等。

三、臂前区和肘前区穴

主要包括手太阴肺经穴侠白、尺泽;手少阴心经穴少海等。

1. 侠白(图6－32)

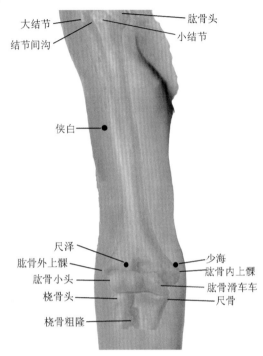

图6－32A　臂前区穴位解剖图(透骨)

（1）体表定位:在臂前区,腋前纹头下4寸,肱二头肌外侧缘。

（2）针刺深度:直刺0.3～0.5寸。

（3）与针刺有关的局部解剖:针刺层次为皮肤、浅筋膜、肱肌。浅层有臂外侧下皮神经、头静脉等;深层有肱动、静脉的分支和属支以及肌皮神经。

（4）主治:咳嗽,气喘,上臂内侧痛。

2. 尺泽(图6－32)

（1）体表定位:在肘横纹上,肱二头肌肌腱桡侧缘凹陷中。

（2）针刺深度:直刺0.5～0.8寸。

（3）与针刺有关的局部解剖:针刺层次为皮肤、浅筋膜、肱桡肌、肱肌。浅层有臂外侧下皮神经、前臂外侧皮神经、头静脉等;深层有桡侧返动、静脉,桡侧副动、静脉前支,在肱桡肌和肱肌之间有桡神经本干。

（4）主治:咳嗽,气喘,急性腹痛吐泻,肘臂挛痛。

3. 少海(图6－32)

（1）体表定位:屈肘,在肘横纹尺侧端与肱骨内上髁连线的中点处。

（2）针刺深度:直刺0.5～0.8寸。

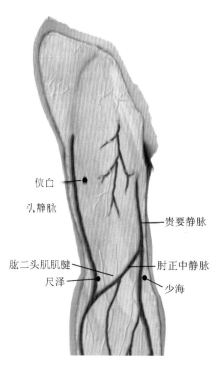

图 6 –32B　臂前区穴位解剖图

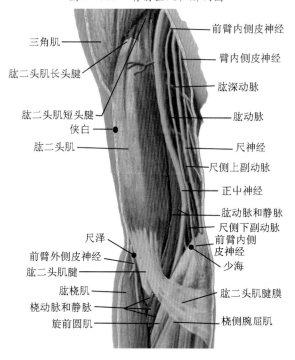

图 6 –32C　臂前区穴位解剖图

（3）与针刺有关的局部解剖：针刺层次为：皮肤、浅筋膜、旋前圆肌、肱肌。浅层有臂内侧

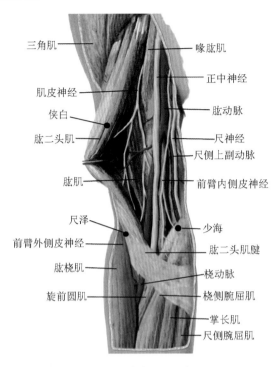

图6-32D　臂前区穴位解剖图

皮神经、前臂内侧皮神经和贵要静脉;深层有正中神经,尺侧返动脉和尺侧下副动脉的吻合支以及伴行的静脉。

(4)主治:心痛,腋胁痛,肘臂挛痛麻木,手颤,瘰疬。

四、臂后区和前臂后区穴

臂后区主要包括手阳明大肠经穴手五里;前臂后区主要包括手太阳小肠经穴小海;手阳明大肠经穴曲池;手少阳三焦经穴外关等。

1. 手五里(图6-33)

(1)体表定位:在臂部,肘横纹上3寸,曲池与肩髃连线上。

(2)针刺深度:直刺0.5~1.0寸。

(3)与针刺有关的局部解剖:针刺主要层次为皮肤、浅筋膜、肱三头肌。浅层分布有头静脉的属支和臂外侧下皮神经;深层有肱深动脉的分支和其伴行静脉的属支以及桡神经的本干。

(4)主治:肘臂挛痛,上肢不遂;瘰疬。

2. 小海(图6-33)

(1)体表定位:微屈肘。在尺骨鹰嘴与肱骨内上髁之间凹陷处。

(2)针刺深度:直刺0.3~0.5寸。

(3)与针刺有关的局部解剖:针刺主要层次为皮肤、浅筋膜、尺神经沟内。浅层有前臂内侧皮神经和臂内侧皮神经以及贵要静脉的属支;深层有尺神经,尺神经的后外侧有尺侧上副动、静脉与尺侧返动、静脉后支吻合成的动、静脉网。

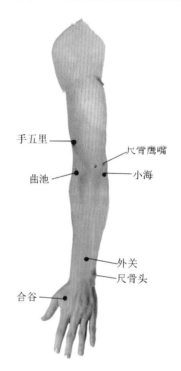

图 6 – 33A　上肢后面穴位解剖图

手五里

尺骨鹰嘴

曲池

小海

外关

尺骨头

合谷

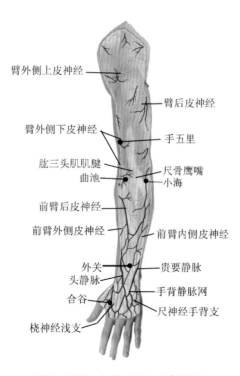

图 6 – 33B　上肢后面穴位解剖图

臂外侧上皮神经

臂后皮神经

臂外侧下皮神经

手五里

肱三头肌肌腱

尺骨鹰嘴

曲池

小海

前臂后皮神经

前臂外侧皮神经

前臂内侧皮神经

外关

贵要静脉

头静脉

手背静脉网

合谷

尺神经手背支

桡神经浅支

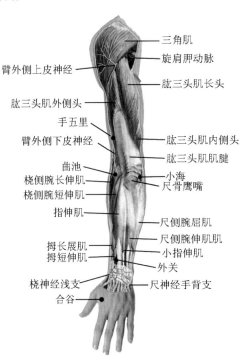

三角肌
旋肩胛动脉
臂外侧上皮神经
肱三头肌长头
肱三头肌外侧头
手五里
臂外侧下皮神经
肱三头肌内侧头
肱三头肌肌腱
曲池
小海
桡侧腕长伸肌
尺骨鹰嘴
桡侧腕短伸肌
指伸肌
尺侧腕屈肌
尺侧腕伸肌肌
拇长展肌
小指伸肌
拇短伸肌
外关
桡神经浅支
尺神经手背支
合谷

图 6-33C　上肢后面穴位解剖图

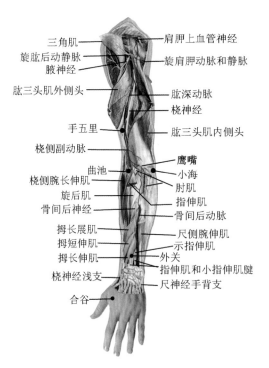

三角肌
肩胛上血管神经
旋肱后动静脉
旋肩胛动脉和静脉
腋神经
肱三头肌外侧头
肱深动脉
桡神经
手五里
肱三头肌内侧头
桡侧副动脉
曲池
鹰嘴
桡侧腕长伸肌
小海
旋后肌
肘肌
骨间后神经
指伸肌
骨间后动脉
拇长展肌
尺侧腕伸肌
拇短伸肌
示指伸肌
拇长伸肌
外关
桡神经浅支
指伸肌和小指伸肌腱
尺神经手背支
合谷

图 6-33D　上肢后面穴位解剖图

（4）主治：肘臂疼痛，癫痫。

3. 曲池（图6-33）

（1）体表定位：屈肘，尺泽与肱骨外上髁连线中点。

（2）针刺深度：直刺0.8～1.2寸。

（3）与针刺有关的局部解剖：针刺主要层次为皮肤、浅筋膜、桡侧腕长伸肌和桡侧腕短伸肌之间，再深面位于肱桡肌的外侧。浅层分布有头静脉的属支和前臂后皮神经；深层有桡侧返动脉和桡侧副动脉的吻合支、桡侧返静脉和桡侧副静脉的属支以及桡神经的本干。

（4）主治：热病，咽喉肿痛，齿痛，上肢不遂，瘾疹，腹痛，吐泻等。

4. 外关（图6-33）

（1）体表定位：在前臂背侧，桡骨与尺骨之间，腕横纹上2寸。

（2）针刺深度：直刺0.5～1寸。

（3）与针刺有关的局部解剖：针刺主要层次为皮肤、浅筋膜、指伸肌的桡侧、拇长伸肌和示指伸肌之间。浅层主要有前臂后皮神经、头静脉和贵要静脉的属支；深层有骨间背侧动、静脉和骨间背侧神经。

（4）主治：热病，头痛，目赤肿痛，耳鸣，耳聋，胸胁痛，上肢痿痹。

五、前臂前区穴

主要包括手厥阴心包经穴郄门、内关、大陵；手少阴心经穴灵道；手太阴肺经穴经渠等。

1. 郄门（图6-34）

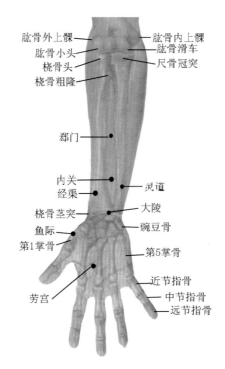

图6-34A　前臂前面和手前面穴位解剖图（透骨）

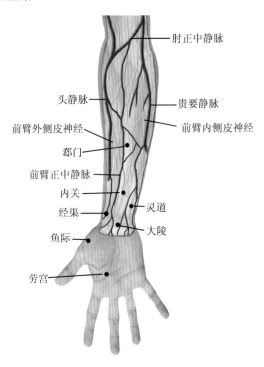

肘正中静脉

头静脉

贵要静脉

前臂外侧皮神经

前臂内侧皮神经

郄门

前臂正中静脉

内关

经渠

灵道

鱼际

大陵

劳宫

图6-34B　前臂前面和手前面穴位解剖图

(1)体表定位:前臂前面,腕横纹上5寸。掌长肌腱与桡侧腕屈肌腱之间。

(2)针刺深度:直刺0.5～1.0寸。

(3)与针刺有关的局部解剖:针刺主要层次为皮肤、浅筋膜、桡侧腕屈肌腱与掌长肌腱之间、指浅屈肌、指深屈肌、前臂骨间膜。浅层有前臂外侧皮神经和前臂内侧皮神经的分支以及前臂正中静脉;深层有正中神经、骨间前动脉和伴行静脉以及骨间前神经。

(4)主治:心痛,心悸,疔疮,呕血,咳血。

2. 内关(图6-34)

(1)体表定位:腕横纹上2寸,位于掌长肌腱与桡侧腕屈肌腱之间。

(2)针刺深度:直刺0.5～1寸。

(3)与针刺有关的局部解剖:针刺主要层次为皮肤、浅筋膜、桡侧腕屈肌腱与掌长肌腱之间、指浅屈肌、指深屈肌、旋前方肌。浅层邻近的主要血管神经有前臂内、外侧皮神经和前臂正中静脉;深层肌肉之间有正中神经及伴行血管,骨间膜前方有骨间前动脉和伴行静脉及骨间前神经。

(4)主治:心痛,心悸,眩晕,癫痫,胃痛,呕吐,肘臂挛痛等。

3. 大陵(图6-34)

(1)体表定位:在腕掌侧远端横纹的中点处,掌长肌腱与桡侧腕屈肌腱之间。

(2)针刺深度:直刺0.3～0.5寸。

(3)与针刺有关的局部解剖:针刺主要层次为皮肤、浅筋膜、掌长肌腱与桡侧腕屈肌腱之间、拇长屈肌腱与指浅屈肌腱之间、指深屈肌腱、桡腕关节前方。浅层有前臂内侧和外侧皮神

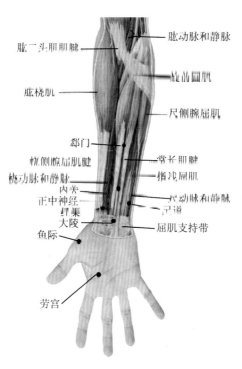

图 6 –34C 前臂前面和手前面穴位解剖图

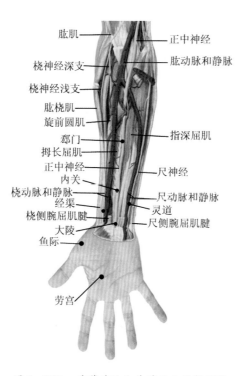

图 6 –34D 前臂前面和手前面穴位解剖图

经、腕掌侧静脉网;深层在掌长肌腱与桡侧腕屈肌腱之间有正中神经。

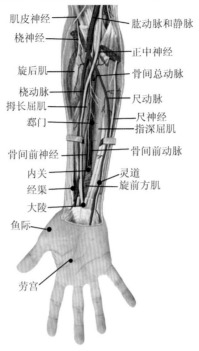

图6-34E 前臂前面和手前面穴位解剖图

(4)主治:心痛,心悸,癫狂,胃痛,呕吐,手腕麻痛,胸胁胀痛等。

4. 灵道(图6-34)

(1)体表定位:在前臂掌侧,尺侧腕屈肌腱的桡侧缘,腕横纹上1.5寸处。

(2)针刺深度:直刺0.3~0.4寸。

(3)与针刺有关的局部解剖:针刺主要层次为皮肤、浅筋膜、尺侧腕屈肌腱与指浅屈肌之间、指深屈肌、旋前方肌。浅层有前臂内侧皮神经和贵要静脉的属支;深层有尺动、静脉和尺神经。

(4)主治:心痛,心悸,暴瘖,肘臂挛痛,手指麻木。

5. 经渠(图6-34)

(1)体表定位:在前臂前面桡侧,桡骨茎突与桡动脉之间凹陷处,腕横纹上1寸。

(2)针刺深度:直刺0.3~0.5寸。

(3)与针刺有关的局部解剖:针刺主要层次为皮肤、浅筋膜、肱桡肌腱尺侧缘、旋前方肌。浅层有前臂外侧皮神经和桡神经浅支;深层有桡动脉和桡静脉。

(4)主治:咳嗽,气喘,胸痛,咽喉肿痛,手腕痛。

六、手掌区穴

主要包括手厥阴心包经穴劳宫;手太阴肺经穴鱼际等。

1. 劳宫(图6-35)

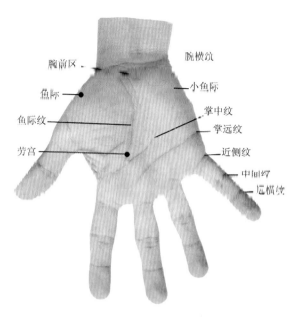

图 6-35A　手掌面穴位解剖图

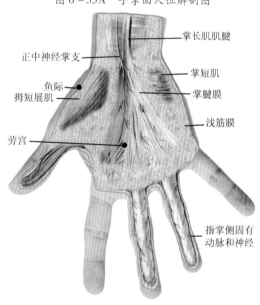

图 6-35B　手掌面穴位解剖图

（1）体表定位：掌心横纹中,第 3 掌骨的桡侧,屈指握拳时中指指尖所点处。

（2）针刺深度：直刺 0.3～0.5 寸。

（3）与针刺有关的局部解剖：针刺主要层次为皮肤、浅筋膜、掌腱膜、桡侧两个指浅屈肌和指深屈肌腱之间、第 2 蚓状肌桡侧、拇收肌的起始部、第 1 骨间掌侧肌、第 2 骨间背侧肌。浅层分布有正中神经的掌皮支和手掌的静脉网;深层有指掌侧总动脉和正中神经分出的第 2 指掌侧总神经。

（4）主治：口疮,口臭,鼻衄,癫痫,中风昏迷,心痛,呕吐等。

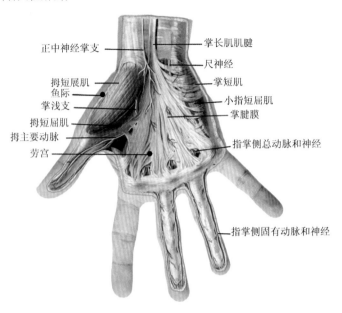

正中神经掌支　　　　　　掌长肌肌腱

　　　　　　　　　　　　尺神经

拇短展肌　　　　　　　　掌短肌

鱼际　　　　　　　　　　小指短屈肌

掌浅支　　　　　　　　　掌腱膜

拇短屈肌

拇主要动脉　　　　　　　指掌侧总动脉和神经

劳宫

　　　　　　　　　　　　指掌侧固有动脉和神经

图6-35C　手掌面穴位解剖图

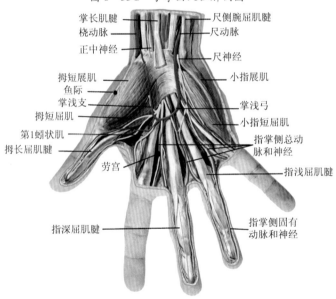

掌长肌肌腱　　　　　　　尺侧腕屈肌腱

桡动脉　　　　　　　　　尺动脉

正中神经　　　　　　　　尺神经

拇短展肌　　　　　　　　小指展肌

鱼际

掌浅支　　　　　　　　　掌浅弓

拇短屈肌　　　　　　　　小指短屈肌

第1蚓状肌　　　　　　　指掌侧总动

拇长屈肌腱　　　　　　　脉和神经

劳宫　　　　　　　　　　指浅屈肌腱

指深屈肌腱　　　　　　　指掌侧固有
　　　　　　　　　　　　动脉和神经

图6-35D　手掌面穴位解剖图

2. 鱼际(图6-35)

(1)体表定位:第1掌骨桡侧中点,赤白肉际处。

(2)针刺深度:直刺0.5~0.8寸。

(3)与针刺有关的局部解剖:针刺主要层次为皮肤、浅筋膜、拇短展肌、拇对掌肌。浅层有桡神经浅支和正中神经的掌支、桡动脉的掌浅支;深层有拇主要动、静脉和正中神经的肌支。

(4)主治:咳嗽,哮喘,咳血,咽喉肿痛,失音,发热。

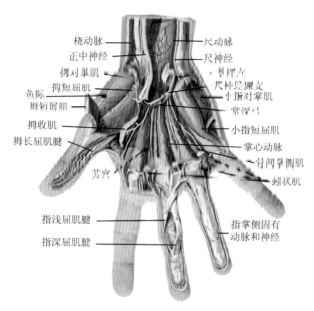

图 6 - 35E　手掌面穴位解剖图

七、手背区穴

主要包括手阳明大肠经穴合谷。

合谷(图 6 - 36)

(1)体表定位:在第 1、2 掌骨之间,约平第 2 掌骨桡侧中点。

(2)针刺深度:直刺 0.5 ~ 0.8 寸。

(3)与针刺有关的局部解剖:针刺主要层次为皮肤、浅筋膜、第 1 骨间背侧肌、拇收肌。浅层穴位周围主要邻近的血管神经有手背静脉网、桡神经浅支,深层为桡动脉本干和尺神经的深支。

(4)主治:头痛,齿痛,目赤肿痛,热病,滞产,上肢疼痛、不遂等。

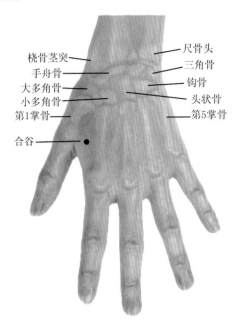

桡骨茎突

尺骨头

手舟骨

三角骨

大多角骨

钩骨

小多角骨

头状骨

第1掌骨

第5掌骨

合谷

图 6 – 36A　手背部穴位解剖图（透骨）

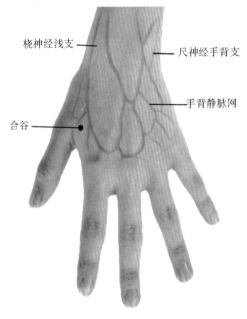

桡神经浅支

尺神经手背支

手背静脉网

合谷

图 6 – 36B　手背部穴位解剖图（透浅静脉和皮神经）

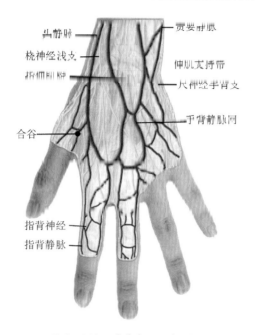

图 6 – 36C　手背部穴位解剖图

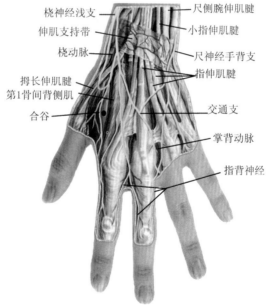

图 6 – 36D　手背部穴位解剖图

第七章

下 肢

第一节　概　述

前面上界以腹股沟与腹部分界,外侧和后方上界以髂嵴与腰、骶尾部分界,内侧上部与会阴相连。

一、分区

下肢主要分以下几个区:前面分股前内侧区、小腿前外侧区、踝前区和足背区;后面分臀区、股后区、膝后区、小腿后区、足底区。

二、主要体表标志

1. **髂嵴、髂前上棘和髂后上棘**　髂嵴(iliac crest)为髂骨的上缘,全长均能摸到。其前端为髂前上棘(anterior superior iliac spine),后端为髂后上棘(posterior superior iliac spine)。两髂嵴最高点的连线平对第4腰椎棘突。髂前上棘后上方5cm处为髂结节。

2. **耻骨结节和耻骨联合上缘**　在腹股沟内侧端的内上方可扪及耻骨结节(pubic tubercle),距前正中线约2.5cm。两侧耻骨结节之间为耻骨联合上缘(图7-1)。

3. **股骨大转子**(greater trochanter)　位于髂结节下方约10cm处,为大腿根部外侧面的骨性隆起(图7-1)。

4. **坐骨结节**(ischial tuberosity)　屈髋时,在臀部下方可摸到(图7-2)。

5. **臀大肌**(gluteus maximus)臀部形成的圆隆外形(图7-3)。

6. **臀股沟**　界于臀部与大腿后面之间横行的沟(图7-3)。

7. **股骨内上髁和外上髁和胫骨内、外侧髁及收肌结节**　股骨下端的两个膨大为内、外侧髁,其两侧面最突出处分别为股骨内上髁和外上髁。在股骨内上髁上方可扪及收肌结节(adductor tubercle)。胫骨上端的两个骨性膨大,为胫骨内、外侧髁,上述骨性标志均位于膝部(图7-1)。

8. **髌骨、髌韧带和胫骨粗隆**(图7-1、7-4)　髌骨(patella)在膝部前面皮下,髌韧带(patellar ligament)接于髌骨的下端,其止点处为胫骨粗隆(tibial tuberosity)。

9. **腓骨头**(fibular head)　为腓骨上端的膨大,在胫骨外侧髁的后外方(图7-1、7-2)。

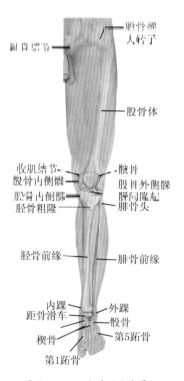

图 7-1 下肢前面(透骨)

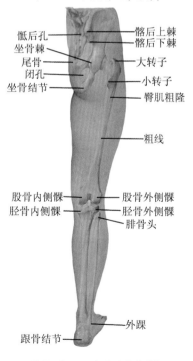

图 7-2 下肢后面(透骨)

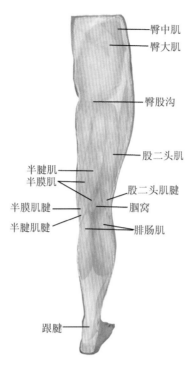

臀中肌
臀大肌
臀股沟
股二头肌
半腱肌
半膜肌
股二头肌腱
半膜肌腱
腘窝
半腱肌腱
腓肠肌
跟腱

图 7-3 下肢后面(1)

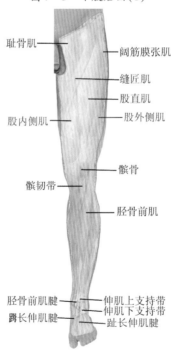

耻骨肌
阔筋膜张肌
缝匠肌
股直肌
股内侧肌
股外侧肌
髌骨
髂胫带
胫骨前肌
胫骨前肌腱
伸肌上支持带
伸肌下支持带
姆长伸肌腱
趾长伸肌腱

图 7-4 下肢前面(1)

10. 半腱肌腱和半膜肌腱 构成腘窝的上内侧界(图 7-3)。

11. 股二头肌腱(tendon of biceps femoris)构成腘窝的上外侧界(图7-3)。

12. 腓肠肌内、外侧头(medial and lateral heads of gastrocnemius) 构成腘窝的下内、外侧界,肌腹在小腿后形成"小腿肚"(图7-3)。

13. 胫骨前缘(anterior border of tibia) 胫骨粗隆向下为胫骨前缘(图7-1)。

14. 内踝(medial malleolus)和外踝(lateral malleolus) 分别位于踝关节内、外侧的骨性隆起(图7-1)。

15. 跟腱(tendo calcaneus) 在踝关节的后方,为小腿三头肌的肌腱,向下止于跟骨(图7-3)。

第二节 下肢的局部解剖

一、臀区的主要解剖结构

(一)境界

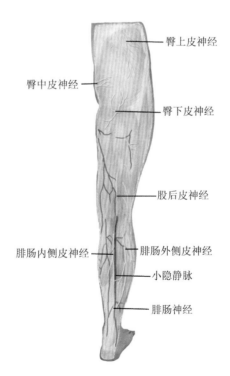

臀上皮神经
臀中皮神经
臀下皮神经
股后皮神经
腓肠外侧皮神经
腓肠内侧皮神经
小隐静脉
腓肠神经

图7-5 下肢后面(2)

臀部为髋骨后外侧面近似方形的区域,其上界为髂嵴,下界为臀股沟,内侧界为骶、尾骨的外侧缘,外侧界为髂前上棘至股骨大转子之间的连线。

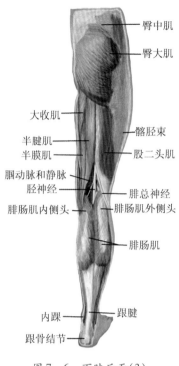

图7-6 下肢后面(3)

(二)浅层结构

臀部皮肤较厚,富有皮脂腺和汗腺。浅筋膜较发达,有许多纤维束连结皮肤和深筋膜,皮下脂肪较厚。

臀部的皮神经可分三组:臀上皮神经、臀中皮神经和臀下皮神经(图7-5)。

1. 臀上皮神经(superior gluteal cutaneous nerves) 为第1~3腰神经后支的外侧支,经竖脊肌外侧缘自胸腰筋膜穿出,越过髂嵴分布于臀上部的皮肤。当腰部急性扭伤时,被固定的臀上皮神经易受牵拉错位引起腰腿痛。

2. 臀中皮神经(middle gluteal cutaneous nerves) 为第1~3骶神经的后支,在髂后上棘至尾骨尖连线的中1/3段外侧2cm处穿出深筋膜,分布于臀部内侧和骶骨后面的皮肤。

3. 臀下皮神经(inferior gluteal cutaneous nerves) 为股后皮神经的分支,绕臀大肌下缘反向上行,穿出深筋膜分布于臀下部的皮肤。

此外,臀部外侧的皮肤还有髂腹下神经的外侧皮支分布。

(三)深层结构

1. 深筋膜 臀部的深筋膜称臀筋膜(gluteal fascia),上方附着于髂嵴,向下续于阔筋膜(图7-5)。臀筋膜分两层包绕臀大肌,并向臀大肌的肌束间发出许多小的纤维隔,分隔各个肌束,筋膜和肌肉结合紧密。臀筋膜损伤时,可引起腰腿痛,称臀筋膜综合征。

2. 肌肉 臀肌为髋肌的后群,分为浅、中、深三层。

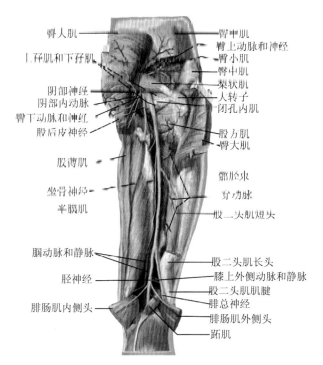

图7-7 臀部和股后部

（1）浅层肌：包括臀大肌和阔筋膜张肌。

1）臀大肌：位于臀部皮下，起于髂骨外面和骶、尾骨的后面，肌束斜向下外，止于股骨的臀肌粗隆和髂胫束（图7-6）。臀大肌是髋关节有力的伸肌，此外尚可使髋关节旋外。受臀下神经支配。

2）阔筋膜张肌（tensor fasciae latae）：起于髂前上棘，肌腹被阔筋膜包裹，向下移行为髂胫束（iliotibial tract），止于胫骨外侧髁。可屈髋关节并紧张阔筋膜，受臀上神经支配。

（2）中层肌：自上而下依次为臀中肌、梨状肌、上孖肌、闭孔内肌、下孖肌和股方肌（图7-7）。

1）臀中肌（gluteus medius）：起自髂骨外面，向下止于股骨大转子。可外展髋关节，受臀上神经支配。

2）梨状肌（piriformis）：起自骶骨前面，向外经坐骨大孔，止于股骨大转子。可使髋关节外展和旋外，受骶丛发出的梨状肌神经支配。

3）上孖肌（superior gemellus）、闭孔内肌（obturator internus）、下孖肌（inferior gemellus）：均可外旋髋关节，受骶丛分支支配。

4）股方肌（quadratus femoris）：起自坐骨结节，止于转子间嵴。可外旋髋关节，受骶丛分支支配。

（3）深层肌：包括臀小肌和闭孔外肌。

1）臀小肌（gluteus minimus）：起自髂骨外面，向下止于股骨大转子。可外展髋关节，受臀上神经支配（图7-7）。

2)闭孔外肌(obturator externus):在股方肌深面,可外旋髋关节,受闭孔神经支配

3. 梨状肌上、下孔及孔内所通过的结构　　梨状肌向外穿坐骨大孔(greater sciatic foramaen),将其分为上方的梨状肌上孔(suprapitiform foramen)及下方的梨状肌下孔(infrapiriform foramen),孔内穿行结构如下(图7-7):

(1)梨状肌上孔:由外侧至内侧依次为:臀上神经、臀上动脉和臀上静脉。

1)臀上神经(superior gluteal nerve):发自骶丛,主要支配臀中、小肌。

2)臀上动脉和静脉:臀上动脉(superior gluteal artery)发自髂内动脉,主要营养臀中肌和臀小肌,与臀上神经和静脉伴行;臀上静脉(superior gluteal vein)收集同名动脉所营养范围的静脉血,注入髂内静脉(internal iliac vein)。

(2)梨状肌下孔:由外侧至内侧大致为:坐骨神经、股后皮神经、臀下神经、臀下动脉和静脉,阴部内静脉和动脉及阴部神经。

1)坐骨神经(sciatic nerve):为全身最粗大的神经,发自骶丛,由盆腔经梨状肌下孔至臀部后,继续沿股后部下行。

2)股后皮神经(posterior femoral cutaneous nerve):发自骶丛,出梨状肌下孔后下行,分布于大腿后面的皮肤。

3)臀下动脉和静脉:臀下动脉(inferior gluteal artery)为髂内动脉的壁支,出梨状肌下孔后主要营养臀大肌,与臀下神经和静脉伴行;臀下静脉(inferior gluteal vein)收集同名动脉分布区的血液回流至髂内静脉。

4)臀下神经(inferior gluteal nerve):发自骶丛,出梨状肌下孔后,支配臀大肌。

5)阴部内动脉和静脉:阴部内动脉(internal pudendal artery)和阴部内静脉伴行。阴部内动脉发自髂内动脉,属髂内动脉的脏支,经坐骨大孔出骨盆到臀部后再穿坐骨小孔至坐骨肛门窝,分布于窝内结构及肛管下部,主干继而前行至尿生殖区,分布于会阴部及外生殖器。阴部内静脉(internal pudendal vein)属于髂内静脉的属支。它们与阴部神经(pudendal nerve)伴行。

6)阴部神经:发自骶丛,经梨状肌下孔出骨盆,再经坐骨小孔入坐骨肛门窝,分支分布于肛门、会阴部和外生殖器的肌和皮肤。

(3)坐骨神经与梨状肌的关系:据统计,坐骨神经与梨状肌的关系有以下几种类型:其中以一总干经梨状肌下孔出骨盆者为常见型,占66.3%;变异类型以坐骨神经在盆内已分为两支,胫神经出梨状肌下孔,而腓总神经穿梨状肌者多见,占27.3%,其他类型较为少见,占6.4%。由于梨状肌与坐骨神经的位置关系密切,故梨状肌损伤、出血、肿胀等,容易压迫坐骨神经,引起腿痛,此称为梨状肌损伤综合征。

(4)坐骨小孔及其穿行结构:坐骨小孔由骶棘韧带、坐骨小切迹与骶结节韧带共同围成。由外侧向内侧依次有:阴部内静脉、阴部内动脉及阴部神经通过。

二、股前内侧区的主要解剖结构

(一)浅层结构

股前内侧区的皮肤较薄,移动性较大,而外侧部皮肤较厚,且移动性较小。浅筋膜内含脂

肪较多,有皮神经、浅血管及浅淋巴结等(图7-8)。

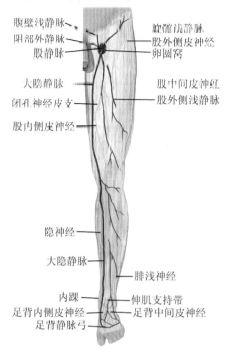

图7-8　下肢前面(2)

1. 大隐静脉(great saphenous vein)　为全身最长的浅静脉。起自足背静脉弓的内侧,经内踝的前方沿小腿和大腿的内侧上行,至耻骨结节外下方3～4cm处穿阔筋膜形成的隐静脉裂孔(卵圆窝)注入股静脉(图7-8)。大隐静脉除收集足部、小腿和大腿浅层结构的静脉血外,在卵圆窝附近通过五条属支收集相应部位的静脉血(图7-8):

(1)腹壁浅静脉(superficial epigastric vein):来自腹前壁。

(2)旋髂浅静脉(superficial iliac circumflex vein):来自腹股沟外侧。

(3)阴部外静脉(external pudendal vein):来自外阴部。

(4)股外侧浅静脉(superficial lateral femoral vein):来自股前部和股外侧部。

(5)股内侧浅静脉(superficial medial femoral vein):来自股内侧部。

2. 腹股沟浅淋巴结（superficial inguinal lymph nodes）　分两群,上群有2～6个淋巴结,下群有2～7个淋巴结,分别位于腹股沟韧带下方和大隐静脉根部两侧。主要收集腹前壁下部、会阴部和下肢的浅淋巴管,其输出淋巴管注入腹股沟深淋巴结。

3. 主要皮神经(图7-8)

(1)股外侧皮神经(lateral femoral cutaneous nerve):发自腰丛,在髂前上棘下方约5～6cm处穿出深筋膜,分前、后两支。前支分布于大腿外侧的皮肤,后支分布于臀区外侧的皮肤。

(2)股中间皮神经:为股神经的皮支,在大腿前面中份,穿过缝匠肌及深筋膜,分布于大腿前面的皮肤,其终末支直达膝关节前面。

(3)股内侧皮神经:为股神经的皮支,在股内侧下1/3处穿出深筋膜,分布于股内侧下1/3

的皮肤。

(二)深层结构

1. 深筋膜 股部的深筋膜其范围宽阔,致密坚厚,称阔筋膜(fascia lata)。阔筋膜在股外侧的上部分为两层包裹阔筋膜张肌,其下部的纵行纤维明显增厚呈扁带状,称髂胫束(iliotibial tract),向下附着于胫骨外侧髁、腓骨头和膝关节囊(图7-6)。阔筋膜在腹股沟韧带中、内1/3交界处的下方约一横指处或耻骨结节下外方约3~4cm处,形成一个卵圆形的凹陷,称卵圆窝(fossa ovalis),其表面覆盖一层有多孔的疏松结缔组织膜,称筛筋膜(cribriform fascia)。大隐静脉穿筛筋膜汇入股静脉(图7-8)。

2. 股前群和股内侧群的肌

(1)股前群肌:包括缝匠肌和股四头肌(图7-9)。

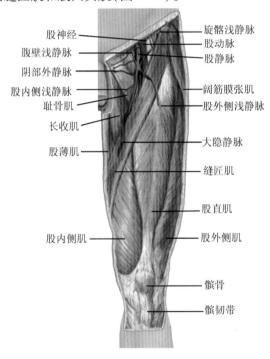

图7-9 股前内侧部(1)

1)缝匠肌(sartorius):起自髂前上棘,止于胫骨体上端内侧面,其作用为屈髋关节和膝关节并使半屈的膝关节旋内。受股神经支配。

2)股四头肌(quadriceps femoris):有四个头,股直肌起自髂前下棘,股内侧肌和股外侧肌起自股骨粗线,股中间肌起自股骨体前面,四个头向下共同形成一个肌腱,包绕髌骨的前面及两侧,向下延为髌韧带,止于胫骨粗隆,其作用为伸膝关节,股直肌可屈髋关节。受股神经支配。

(2)股内侧群:包括耻骨肌(pectineus)、长收肌(adductor longus)、短收肌(adductor brevis)、大收肌(adductor magnus)及股薄肌(gracilis),其主要作用为内收大腿,故称内收肌群(图

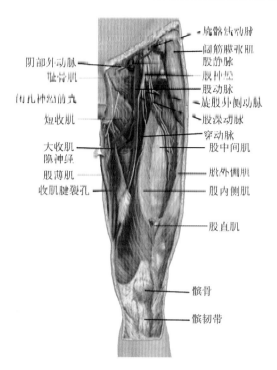

图7-10 股前内侧部(2)

7-9、7-10)。受闭孔神经支配,耻骨肌还受股神经支配。见表7-1。

3. **股三角**(femoral triangle) 位于股前区上部,呈一底边在上尖朝下的三角形,下续收肌管(图7-9)。

(1)境界:上界为腹股沟韧带;外侧界为缝匠肌的内侧缘;内侧界为长收肌内侧缘。

(2)内容:在股三角内从外侧至内侧依次是股神经、股动脉、股静脉,另外还有淋巴管、淋巴结和脂肪组织等。

表7-1 大腿内侧群肌

名称	层次	位置	起点	止点	主要作用	神经支配
耻骨肌	浅层	髂腰肌内侧	耻骨上支耻骨梳附近	股骨耻骨肌线	内收、外旋髋关节	股神经和闭孔神经
长收肌		耻骨肌内侧	耻骨上支耻骨结节附近	股骨粗线中1/3处		闭孔神经
股薄肌		大腿最内侧	耻骨下支前面	胫骨粗隆内侧		
短收肌	深层	长收肌深面	耻骨上支耻骨结节附近	股骨粗线上1/3处		
大收肌		长、短收肌和股薄肌深面	耻骨下支和坐骨结节	股骨粗线下2/3和收肌结节	内收髋关节	

1)股神经(femoral nerve):起于腰丛,在腰大肌与髂肌之间下行,经腹股沟韧带深面、股动脉外侧进入股三角。主干短粗,随即发出众多肌支、皮支和关节支(图7-10)。肌支分布股四头肌、缝匠肌和耻骨肌;关节支至髋关节和膝关节;皮支有股神经中间皮支(股中间皮神经)和股神经内侧皮支(股内侧皮神经),分布于股前内侧区的皮肤。其中最长的皮神经为隐神经(saphenous nerve),下行入收肌管,在膝关节内侧穿深筋膜,伴大隐静脉下行,分布于髌骨下方、小腿内侧和足内侧缘的皮肤(图7-8)。

2)股动脉(femoral artery):股动脉为髂外动脉自腹股沟韧带中点深面向下的延续,行在股三角内,继而经收肌管下行,穿收肌腱裂孔至腘窝,移行为腘动脉(图7-10)。股动脉在起始处发出三条浅动脉,分别为腹壁浅动脉(superficial epigastric artery)、旋髂浅动脉(superficial iliac circumflex artery)和阴部外动脉(external pudendal artery),均与同名静脉伴行。股动脉最大的分支为股深动脉(deep femoral artery),于腹股沟韧带下方约3~5cm处起自股动脉后外侧,向内下,行于长收肌与大收肌之间,沿途发出旋股内侧动脉(medial femoral circumflex artery)、旋股外侧动脉(lateral femoral circumflex artery)和数条穿动脉及肌支,营养大腿肌和皮肤,同时参与髋关节周围及膝关节动脉网的组成。

3)股静脉(femoral vein):为腘静脉的延续。起自收肌腱裂孔,向上与股动脉伴行,位于股动脉后方,逐渐转至股动脉内侧(图7-9),经腹股沟韧带深面向上移行为髂外静脉。股静脉除收集大腿深部静脉外,还收纳大隐静脉的血液。

4)腹股沟深淋巴结(deep inguinal lymph nodes):在股静脉上部附近及股管内,约有3~4个淋巴结。收纳下肢和会阴的深、浅淋巴管。其输出淋巴管注入髂外淋巴结(external iliac lymph nodes)。

4. 收肌管(adductor canal) 位于股前内侧中1/3段,呈三棱形间隙。其前壁是连于股内侧肌与大收肌之间的一层腱膜片,腱膜片的前方为缝匠肌所覆盖;管的外侧壁为股内侧肌;后壁为长收肌和大收肌。收肌管的上口接股三角的尖,下口为收肌腱裂孔(图7-10)。管内由前向后有隐神经、股动脉、股静脉。股动脉和股静脉经收肌腱裂孔至腘窝,隐神经于股薄肌与缝匠肌之间穿收肌管前壁,分布于膝关节、小腿及足内侧缘的皮肤。

5. 闭孔血管神经束 经闭孔膜管出骨盆至股部,包括闭孔动脉、闭孔静脉和闭孔神经。

(1)闭孔动脉(obturator artery):发自髂内动脉。与同名静脉、神经伴行。出骨盆后分前、后两支,前支营养内收肌群,后支分布于髋关节等。

(2)闭孔神经(obturator nerve):起自腰丛,出骨盆分为前、后两支。前支行于短收肌浅面(图7-10),分支至长收肌、股薄肌及髋、膝关节。后支行于短收肌深面,分支支配闭孔外肌和大收肌。其皮支由前支发出,分布于大腿内侧面的皮肤。

三、股后区、膝后区的主要解剖结构

(一)股后区

1. 浅层结构 皮肤薄,但浅筋膜较股前区厚。股后皮神经于臀大肌下缘中点处发出臀下皮神经后,主干沿股后区中线下行,沿途发出分支分布于股后部的皮肤(图7-5)。

2. 深层结构

（1）肌肉：股后区的肌肉为半腱肌、半膜肌和股二头肌（图7-6、7-7），受坐骨神经支配。

1）半腱肌（semitendinosus）：起自坐骨结节，止于胫骨上端内侧。其作用为伸髋关节和屈膝关节，还可使小腿旋内。

2）半膜肌（semimembranosus）：起自坐骨结节，止于胫骨内侧髁的后面。其作用为伸髋关节和屈膝关节，还可使小腿旋内。

3）股二头肌（biceps femoris）：长头起自坐骨结节，短头起自股骨粗线，止于腓骨头。其作用为伸髋关节和屈膝关节，还可使小腿旋外。

（2）坐骨神经（sciatic nerve）：由坐骨结节与股骨大转子之间至股后区，沿股二头肌长头与大收肌之间下行，在股在腘窝上角处，分为胫神经及腓总神经两个终支（图7-7）。坐骨神经在股后区发出肌支支配股二头肌长头、半腱肌、半膜肌，而股二头肌短头由腓总神经支配。

（3）穿动脉（perforating arteries）：由股动脉发出的股深动脉发出，一般依次发出4支穿动脉，它们贴近股骨干穿短收肌、大收肌等到达股后部（图7-7），营养股后部的肌肉，并参与构成髋关节周围及膝关节动脉网。

（二）膝后区

膝后区主要有腘窝，屈膝时，深筋膜松弛，腘窝界限清楚，参入组成腘窝的肌腱均能触及。

1. 浅层结构　皮肤薄，易移动。小隐静脉于腘窝中部穿深筋膜，汇入腘静脉；股后皮神经的末支、隐神经以及腓肠外侧皮神经等皆分布于此区（图7-5）。

2. 深层结构

（1）深筋膜：膝后区的深筋膜又称腘筋膜（popliteal fascia），厚而坚韧，构成腘窝顶（图7-5）。

（2）腘窝（popliteal fossa）：呈菱形，上外侧界为股二头肌；上内侧界为半腱肌和半膜肌；下内、外侧界分别为腓肠肌内、外侧头（图7-6）；腘窝的顶为腘筋膜；腘窝的底自上而下分别为股骨腘面、膝关节囊后部、腘斜韧带、腘肌及其筋膜。

腘窝的内容：由浅入深为胫神经、腘静脉、腘动脉，在腘窝上外侧缘处有腓总神经（图7-6、7-11），除上述结构外，还有滑液囊及脂肪组织填充。

1）胫神经（tibial nerve）：为坐骨神经在腘窝上角处的粗大分支，居腘窝的最浅面。沿中线下行穿比目鱼肌腱弓深面进入小腿后区。该神经在腘窝内发支分布于膝关节及邻近诸肌（图7-11），其皮支为腓肠内侧皮神经（medial sural cutaneous nerve），分布于小腿皮肤。

2）腓总神经（common peroneal nerve）：沿腘窝上外侧缘经股二头肌内侧缘下行，至腓骨头后方并绕过腓骨颈，即分为两支：腓浅神经和腓深神经（图7-12）。腓总神经在绕行腓骨颈处位置表浅，故腓骨颈骨折时，易损伤该神经。腓总神经还发出腓肠外侧皮神经（lateral sural cutaneous nerve）。腓肠外侧皮神经发一交通支与腓肠内侧皮神经交通形成腓肠神经（sural nerve）（图7-5）。

3）腘静脉（popliteal vein）：与腘动脉伴行，且共同包于一个筋膜鞘内。腘静脉居胫神经深面，腘静脉收纳腘动脉各分支的伴行静脉及小隐静脉。

4）腘动脉（popliteal artery）：位置较深，邻贴股骨面及膝关节囊后部。在腘窝下角处分为胫前动脉和胫后动脉（图7-11）。腘动脉除发出肌支外，还发出参加膝关节动脉网关节支。

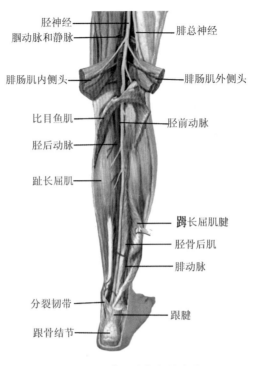

胫神经
腘动脉和静脉
腓肠肌内侧头
比目鱼肌
胫后动脉
趾长屈肌

腓总神经
腓肠肌外侧头
胫前动脉

踇长屈肌腱
胫骨后肌
腓动脉

分裂韧带
跟骨结节

跟腱

图 7-11　膝后区和小腿后面

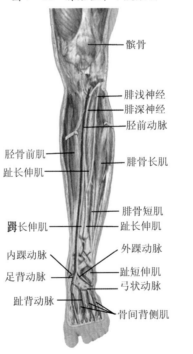

髌骨

腓浅神经
腓深神经
胫前动脉

胫骨前肌
趾长伸肌

腓骨长肌

腓骨短肌
趾长伸肌

踇长伸肌

内踝动脉
足背动脉

外踝动脉
趾短伸肌
弓状动脉

趾背动脉

骨间背侧肌

图 7-12　小腿前外侧区

由于腘动脉上部与股骨近邻,当股骨下部骨折向后移位时,可伤及腘动脉。

四、小腿前外侧区的主要解剖结构

(一)浅层结构

1. **皮肤** 移动性小,血液供应差,损伤后创口愈合较慢。浅筋膜疏松且含少量脂肪,弹性差,轻度水肿时,临床多在内踝上方指压检查,易显压痕。

2. **浅静脉** 为大隐静脉及其属支,大隐静脉行于小腿内侧(图7-8),详见本章前述。

3. **隐神经** 在小腿上部,隐神经居大隐静脉的后方,在小腿下部则越过大隐静脉至其前方,隐神经为股神经最长的皮支,分布于小腿内侧面及足内侧缘的皮肤(图7-8)。

4. **腓浅神经**(superficial peroneal nerve) 于小腿外侧中、下1/3交界处穿出深筋膜至皮下,分为足背内侧皮神经和足背中间皮神经,分布于足背和趾背的皮肤(图7-8)。

(二)深层结构

小腿前外侧区的深筋膜较致密,在胫侧,它与胫骨内侧面的骨膜相融合;在腓侧,深筋膜发出前、后两个肌间隔,附着于腓骨前、后缘的骨膜。

1. **小腿前群肌** 包括胫骨前肌(tibialis anterior)、跛长伸肌(extensor hallucis longus)及趾长伸肌(extensor digitorum longus)。胫骨前肌可伸踝关节并使足内翻,跛长伸肌和趾长伸肌可伸踝关节和足趾(图7-12、表7-2)。受腓深神经支配。

2. **胫前动脉**(anterior tibial artery) 在腘窝下角处发自腘动脉,向前经骨间膜上缘进入小腿前区,在起始部附近发出胫前返动脉(anterior tibial recurrent artery),穿胫骨前肌向上参加膝关节动脉网,主干沿途发出肌支分布于小腿前群肌。胫前动脉下行至踝关节附近发出分支内踝动脉和外踝动脉参与踝关节动脉网的构成。胫前动脉全程均与腓深神经伴行,自上而下,神经先居动脉外侧,逐渐跨过动脉前面,至小腿下段位于动脉内侧(图7-12)。

3. **胫前静脉**(anterior tibial veins) 有2支,伴行于动脉两侧,其属支与动脉同名。胫前静脉与胫后静脉在腘窝内汇合为腘静脉。

4. **腓深神经**(deep peroneal nerve) 为腓总神经的分支,行于小腿前群肌之间与胫前血管伴行,肌支支配小腿肌前群和足背肌。皮支分布于第1、2趾相对面的背侧皮肤(图7-12)。

表7-2 小腿前群和外侧群肌

肌群	肌名称	位置	起点	止点	主要作用	神经支配
前群	胫骨前肌	前群最内侧	胫骨上部外侧缘	内侧楔骨和第1跖骨底面	伸踝关节(足背屈)、足内翻	腓深神经
	跛长伸肌	前群三肌之间	腓骨内侧下2/3和小腿骨间膜	跛趾远节趾骨	伸踝关节、伸跛趾	
	趾长伸肌	前群最外侧	腓骨前面、胫骨上部和小腿骨间膜	第2~5趾趾背腱膜	伸踝关节、伸2~5趾	

肌群	肌名称	位 置	起 点	止 点	主要作用	神经支配
外侧群	腓骨长肌	小腿外侧	腓骨外侧面上2/3	内侧楔骨和第1跖骨底	足外翻,屈踝关节(足跖屈)	腓浅神经
	腓骨短肌	小腿外侧被腓骨长肌掩盖	腓骨外侧面下1/3	第5跖骨粗隆		

5. 小腿外侧区深层结构

(1)小腿外侧肌群:主要包括腓骨长肌(peroneus longus)和腓骨短肌(peroneus brevis)。其作用为屈踝关节并使足外翻(图7-12、表7-2),受腓浅神经支配。

(2)腓浅神经(superficial peroneal nerve):由腓总神经分出,下行于腓骨长、短肌之间,发肌支支配此二肌。其皮支于小腿外侧中、下1/3交点处,穿出深筋膜至皮下,分布于小腿外侧及足背皮肤(图7-8)。

五、小腿后区的主要解剖结构

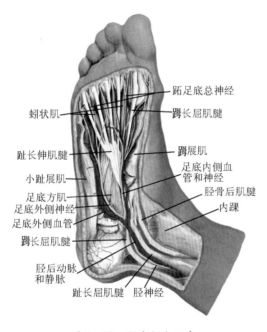

跖足底总神经
蚓状肌
蹈长屈肌腱
趾长伸肌腱
蹈展肌
小趾展肌
足底内侧血管和神经
足底方肌
胫骨后肌腱
足底外侧神经
内踝
足底外侧血管
蹈长屈肌腱
胫后动脉和静脉
趾长屈肌腱 胫神经

图7-13 踝内侧和足底

(一)浅层结构

小腿后区皮肤质地较好,且血液供应丰富。浅筋膜较大腿薄,内有小隐静脉、腓肠内侧皮神经、腓肠外侧皮神经及腓肠神经等结构(图7-5)。

1. 小隐静脉(small saphenous vein) 起自足背静脉弓的外侧份,经足外侧缘绕外踝后方上行至小腿后区。在小腿下部的中线上与腓肠神经伴行,在腘窝下角处穿腘筋膜后,沿腓肠肌内、外侧头之间上行汇入腘静脉。

2. **腓肠神经**(sural nerve) 行于小腿下1/3段，多数由腓肠内侧皮神经与腓肠外侧皮神经的交通支合成。其主干穿深筋膜浅出至皮下，分布于小腿下部后外侧的皮肤，向下行经外踝后方至足部续为足背外侧皮神经。

(二)深层结构

1. **深筋膜** 小腿后区的深筋膜较致密。

2. **肌肉** 小腿后群肌分浅、深两层(图7-6、7-11)。

(1)浅层肌:为小腿三头肌(triceps surae muscle)，它包括腓肠肌(gastrocnemius)和比目鱼肌(soleus)，腓肠肌起自股骨内、外上髁，比目鱼肌起自胫、腓骨上部后面，两肌下方的腱性部合成跟腱，止于跟骨结节。其作用可屈踝关节和膝关节。受胫神经支配。

(2)深层肌:包括近腘窝处有腘肌(Politeus)，在小腿上份自外侧向内侧分别有踇长屈肌(flexor hallucis longus)、胫骨后肌(tibialis posterior)及趾长屈肌(fleor digitorum longus)。详见表7-3。

3. **胫后动脉**(posterior tibial artery) 为腘动脉的直接延续，向下穿比目鱼肌腱弓深面，沿小腿深、浅层肌之间下行，沿途发分支于邻近结构，主干经内踝后方进入足底(图7-11)。胫后动脉在起始部的稍下方发出腓动脉(peroneal artery)，经胫骨后肌浅面斜向下外方，沿踇长屈肌与腓骨内侧之间下行至外踝后方，参与构成踝关节动脉网。腓动脉在其行程中，沿途发支营养邻近诸肌及胫骨和腓骨。

4. **胫后静脉**(posterior tibial veins) 有2支，伴行于胫后动脉的两侧，它与胫前静脉汇合为腘静脉。

5. **胫神经**(tibial nerve) 为坐骨神经本干的直接延续，与胫后血管相伴，沿小腿后群肌浅、深层之间下行，经内踝后方进入足底。该神经发出肌支分布于小腿后群肌(图7-11);皮支为腓肠内侧皮神经，与小隐静脉上段伴行，分布于小腿内侧的皮肤;关节支分布于膝、踝关节。

6. **踝管及其内容** 在内踝后下方与跟骨内侧面之间的深筋膜增厚形成屈肌支持带又称分裂韧带，它与内踝、跟骨内侧面之间共同构成踝管(malleolar canal)，其内容从内踝开始向后侧依次为:胫骨后肌腱、趾长屈肌腱、胫后动脉和静脉、胫神经及踇长屈肌腱(图7-13)。

表7-3 小腿后群深层肌

名　称	位　置	起　点	止　点	主要作用	神经支配
腘肌	腘窝底	股骨外侧髁外侧份	胫骨比目鱼肌线以上骨面	屈膝关节	胫神经
趾长屈肌	胫侧	胫骨后面	第2~5趾骨底	屈踝关节、屈第2~5趾	
胫骨后肌	踇长屈肌和趾长屈肌之间	胫骨、腓骨和小腿骨间膜后面	足舟骨和3块楔骨	屈踝关节、足内翻	
踇长屈肌	腓侧	腓骨后面	踇趾远节趾骨底	屈踝关节、屈踇趾	

六、踝前区、足背区的主要解剖结构

(一)浅层结构

踝前区与足背区的皮肤较薄,移动性大。浅筋膜较疏松,浅静脉及皮神经等穿行其内(图7-14)。下肢水肿时,以足背出现较早。

1. 浅静脉 为足背静脉弓及其属支,静脉弓横居足背远侧,此弓内、外侧端在足背内外侧缘分别与大、小隐静脉相续。大隐静脉经内踝的前方,向上行于小腿的内侧;小隐静脉的起始部经外踝的后方行于小腿的后面(图7-14)。

2. 皮神经

(1)隐神经(saphenous nerve):行于足背内侧缘,它和大隐静脉伴行由内踝前方向远侧分布于足背内侧缘的皮肤(图7-14)。

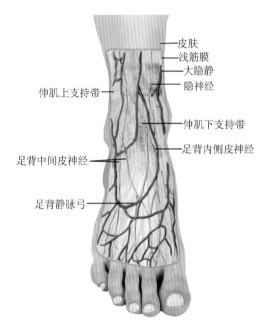

皮肤
浅筋膜
大隐静
隐神经
伸肌上支持带
伸肌下支持带
足背内侧皮神经
足背中间皮神经
足背静脉弓

图7-14 足背(1)

(2)足背外侧皮神经(lateral dorsal cutaneous nerve of foot):行于足背外侧的皮神经,它是腓肠神经的终末支,和小隐静脉伴行由外踝后下方行向足背,分布至足背外侧缘和小趾外侧缘的皮肤(图7-16)。

(3)足背内侧皮神经(medial dorsal cutaneous nerve of foot)、足背中间皮神经(intermediate dorsal cutaneous nerve of foot):腓浅神经分内、外侧支分别为足背内侧皮神经和足背中间皮神经,分布于足背和趾背的皮肤(第1趾蹼及第1、2趾相对缘的皮肤除外)(图7-14)。

3. 腓深神经 在足背第1、2跖骨间穿出深筋膜,分布于第1、2趾相对缘的皮肤。

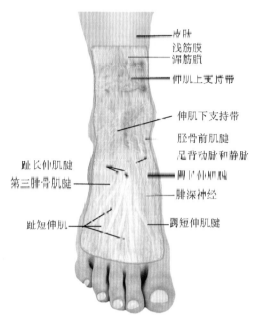

图 7 – 15 足背(2)

(二)深层结构

1. 深筋膜 续连小腿深筋膜,在踝部增厚形成伸肌支持带,有约束肌腱和保护血管、神经的作用。深筋膜在足背称为足背筋膜。

(1)伸肌上支持带(superior extensor retinaculum):又名小腿横韧带,位于踝关节稍上方,由小腿下部的深筋膜增厚而成,横向附着于胫腓骨前缘(图 7 – 15)。

(2)伸肌下支持带(inferior extensor retinaculum):又名小腿十字韧带,位于伸肌上支持带远侧的足背区,呈横置"Y"形(图 7 – 15)。外侧附着于跟骨外侧面的前份,内侧分为远、近两束,近侧束附着于内踝,远侧束向内下方与足底腱膜相续。伸肌下支持带向深方发出两个纤维隔,围成三个骨纤维管:内侧管容纳胫骨前肌腱;中间管容纳跛长伸肌腱、足背血管及腓深神经;外侧管容纳趾长伸肌腱及第三腓骨肌腱。各肌腱均有腱鞘包绕。

2. 肌肉 浅层肌为小腿前群肌的肌腱。自内向外依次是胫骨前肌腱、跛长伸肌腱和趾长伸肌腱(图 7 – 16)。深层肌即足背肌,共有两块,为跛短伸肌和趾短伸肌(图 7 – 16)。跛短伸肌起自跟骨前端的上面,止于跛趾近节趾骨底,主要作用伸跛趾;趾短伸肌位于足背外侧份,起自跟骨前端的外侧,止于第 2 ~ 4 近节趾骨底,主要作用伸第 2 ~ 4 趾。二肌由腓深神经支配。

3. 足背动脉(dorsal artery of foot) 为胫前动脉的延续,行于跛长伸肌腱的外侧,向下行经跛短伸肌内侧及其深面(图 7 – 16),沿途发出分支营养足背和足底。

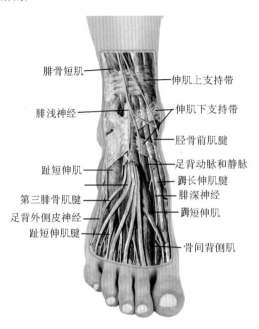

腓骨短肌　　　　　　　伸肌上支持带

腓浅神经　　　　　　　伸肌下支持带

　　　　　　　　　　　胫骨前肌腱

　　　　　　　　　　　足背动脉和静脉

趾短伸肌　　　　　　　𧿹长伸肌腱

第三腓骨肌腱　　　　　腓深神经

足背外侧皮神经　　　　𧿹短伸肌

趾短伸肌腱　　　　　　骨间背侧肌

图 7 - 16　足背(3)

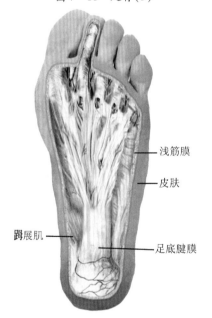

　　　　　　　　　　浅筋膜

　　　　　　　　　　皮肤

𧿹展肌　　　　　　　足底腱膜

图 7 - 17　足底(1)

七、足底区的主要解剖结构

(一)浅层结构

足底的皮肤坚厚致密,移动性差,在重力支持点的足跟、𧿹趾基底及足外侧缘特别增厚,有时角化层形成胼胝。浅筋膜内致密的纤维束将皮肤与足底深筋膜紧密相连。

(二)深层结构

足底深筋膜可分两层,浅层覆盖在足底肌表面,中间部增厚称足底腱膜(图7-17),两侧较薄;深层覆盖在骨间肌的跖侧,与跖骨骨膜愈合,深层又称骨间跖侧筋膜。

1. **足底腱膜**(plantar aponeurosis)　呈三角形,含纵行纤维较多,其尖端向后附着于跟骨结节,足底腱膜具有保护足底血管、神经,加强足纵弓的作用。足底腱膜两侧缘向深部发出两个肌间隔,分别附着于第1、5跖骨,将足底分为三个筋膜鞘。

(1)内侧骨筋膜鞘:容纳踇展肌、踇短屈肌、踇长屈肌腱以及分布于各肌的血管、神经等。

(2)中间骨筋膜鞘:容纳趾短屈肌、足底方肌、踇收肌、趾长屈肌腱、蚓状肌以及足底动脉弓、足底外侧神经的深支等。

(3)外侧骨筋膜鞘:容纳小趾展肌、小趾短屈肌以及分布于各肌的血管、神经等。

2. **肌肉**　足底肌包括足底固有肌和起自小腿经过足底止于足骨的肌腱。

(1)足底固有肌:包括内侧群、中间群和外侧群三群(图7-18、7-19、7-20)。

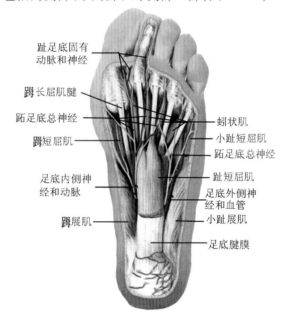

图7-18　足底(2)

1)内侧群:包括踇展肌、踇短屈肌和踇收肌。

踇展肌(abductor hallucis)起自跟骨结节及足舟骨,止于踇近节跖趾骨底,作用为外展踇趾。受足底内侧神经支配。

踇短屈肌(flexor hallucis brevis)起自内侧楔骨跖面,止于指近节踇趾骨底,作用为屈踇趾。受足底内侧神经支配。

踇收肌(adductor hallucis)起自第2~4跖骨底,止于指近节踇趾骨底,作用为内收和屈踇趾。受足底外侧神经支配。

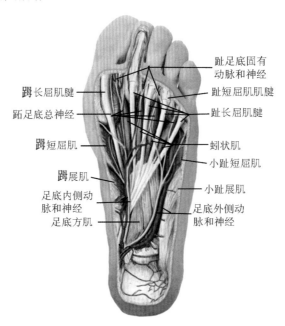

图 7 - 19　足底(3)

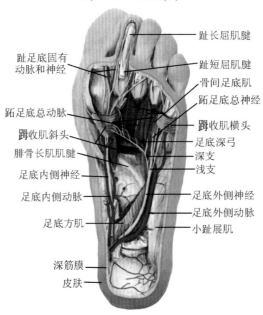

图 7 - 20　足底(4)

2)中间群:包括趾短屈肌、足底方肌、蚓状肌、骨间足底肌和骨间背侧肌。

趾短屈肌(flexor digitorum brevis)起自跟骨,止于第 2~5 趾的中节趾骨底,作用为屈第 2~5 趾。受足底内侧神经支配。

足底方肌(quadratus plantae)位于趾短屈肌深面。起自跟骨,止于趾长屈肌腱,作用为屈第 2~5 趾。受足底外侧神经支配。

蚓状肌(lumbricales)起自趾长屈肌腱,止于趾背腱膜,作用为屈跖趾关节及伸趾骨间关节。受足底内、外侧神经支配。

骨间足底肌(interossei plantares)位于足底深面跖骨之间,起自第3~5跖骨内侧,止于第3~5趾近节趾骨底和趾背腱膜,作用为内收第3~5趾。受足底外侧神经支配。

骨间背侧肌(interossei dorsales)位于足底深面跖骨之间,靠近足背侧。起自各跖骨间的相对面,止于第2~4趾近节趾骨底和趾背腱膜,作用为外展第2~4趾(图7-16)。受足底外侧神经支配。

3)外侧群:包括小趾展肌和小趾短屈肌。

小趾展肌(abductor digiti minimi)起自跟骨,止于小趾近节趾骨底,作用为屈和外展小趾。受足底外侧神经支配。

小趾短屈肌(flexor digiti minimi brevis)起自第5跖骨底,止于小趾近节趾骨底,作用为屈小趾。受足底外侧神经支配。

3. 足底的血管和神经　胫后动脉及胫神经穿踝管至足底,分为足底内、外侧动脉和足底内、外侧神经(图7-18、7-19、7-20)。

(1)动脉:足底内侧动脉(medial plantar artery)较细小,与同名静脉、神经伴行,经蹬展肌的深面前行,营养邻近肌肉和足底内侧皮肤,其末端与第1跖足底总动脉吻合;足底外侧动脉(lateral plantar artery)较粗大,与同名静脉、神经一起经趾短屈肌与足底方肌之间,再沿小趾展肌内侧的足底外侧沟前行,发支营养邻近的肌肉和皮肤。其终支与足背动脉的足底深支吻合形成足底深弓,从弓上发出4支跖足底总动脉,向前各分成2支趾足底固有动脉分布于1~5趾的相对缘(图7-20)。

(2)神经:足底内侧神经(medial plantar nerve)和同名血管伴行,发出分支支配蹬展肌、蹬短屈肌、趾短屈肌及第1蚓状肌和邻近关节,其皮支分布于内侧三个半趾的皮肤;足底外侧神经(lateral plantar nerve)和同名血管伴行,末端分为浅、深2支:浅支分布于外侧一个半趾的皮肤,深支支配其余的足底肌和邻近关节(图7-20)。

第三节　下肢主要穴位解剖举例

一、臀区、膝后区和小腿后区穴

臀区主要包括足少阳胆经穴环跳;膝后区主要包括足太阳膀胱经穴委中;小腿后区主要包括足太阳膀胱经穴承山、昆仑;足少阴肾经穴太溪。

1. 环跳(图7-21)

(1)体表定位:侧卧,股骨大转子最高处与骶管裂孔连线的外1/3与内2/3交点处。

(2)针刺深度:直刺2.5寸。

(3)与针刺有关的局部解剖:针刺时可经过皮肤、浅筋膜、臀筋膜、臀大肌、坐骨神经、闭孔内肌。浅层主要有臀下皮神经分布;在穴位深面的内侧有臀下动脉、静脉和臀下神经;在穴位

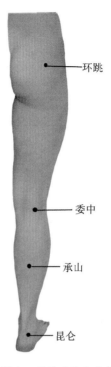

图 7 -21A　下肢后面穴位解剖图

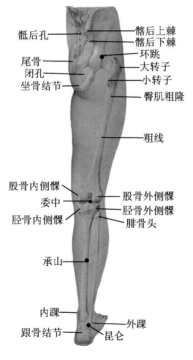

图 7 -21B　下肢后面穴位解剖图(透骨)

深层有坐骨神经通过。

(4)主治:下肢痿痹,半身不遂,腰腿痛。

2. 委中(图7-21)

(1)体表定位:在腘后,腘横纹中点。

(2)针刺深度:直刺1~1.5寸。

(3)与针刺有关的局部解剖:针刺时可经过皮肤、浅筋膜、腘筋膜、腘窝。浅层分布有

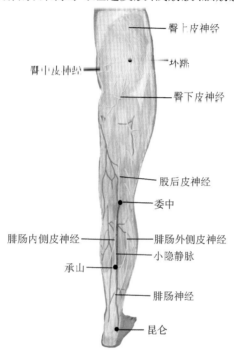

图7-21C 下肢后面穴位解剖图

臀上皮神经

环跳

臀中皮神经

臀下皮神经

股后皮神经

委中

腓肠内侧皮神经

腓肠外侧皮神经

小隐静脉

承山

腓肠神经

昆仑

股后皮神经和小隐静脉;深层由浅入深有胫神经、腘静脉和腘动脉等。针刺委中穴时,要防止刺中胫神经和腘动、静脉,进针前可先用手指在腘窝中线摸到胫神经,并轻压向内侧,此时胫神经连带腘动、静脉的鞘一起移向内侧,然后循神经的外侧缘进针。

(4)主治:腰痛,下肢痿痹,腹痛,吐泻等。

3. 承山(图7-21)

(1)体表定位:腓肠肌肌腹与肌腱交角处。

(2)针刺深度:直刺1~2寸。

(3)与针刺有关的局部解剖:针刺时可经过皮肤、浅筋膜、小腿深筋膜、腓肠肌、比目鱼肌。此穴位周围的皮肤有腓肠神经分布,浅筋膜内有小隐静脉通过,其深层有胫神经和胫后动、静脉通过,注意针刺时勿伤及。

(4)主治:痔疾,便秘,腰腿拘急疼痛,脚气。

4. 昆仑(图7-21)

(1)体表定位:在外踝后侧的凹陷中,外踝尖与跟腱连线的中点处。

(2)针刺深度:直刺0.5~0.8寸。

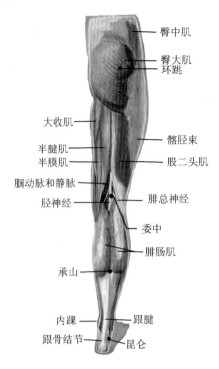

图 7-21D 下肢后面穴位解剖图

臀中肌
臀大肌
环跳
大收肌
半腱肌
半膜肌
髂胫束
股二头肌
腘动脉和静脉
胫神经
腓总神经
委中
腓肠肌
承山
内踝
跟腱
跟骨结节
昆仑

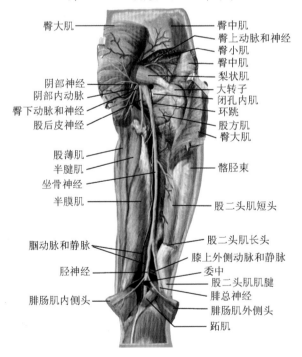

图 7-21E 臀部和股后部穴位解剖图

臀大肌
臀中肌
臀上动脉和神经
臀小肌
臀中肌
梨状肌
阴部神经
阴部内动脉
大转子
闭孔内肌
臀下动脉和神经
环跳
股后皮神经
股方肌
臀大肌
股薄肌
半腱肌
髂胫束
坐骨神经
半膜肌
股二头肌短头
腘动脉和静脉
股二头肌长头
膝上外侧动脉和静脉
胫神经
委中
股二头肌肌腱
腓总神经
腓肠肌内侧头
腓肠肌外侧头
跖肌

(3)与针刺有关的局部解剖:针刺时可经过皮肤、浅筋膜、小腿深筋膜、腓骨长肌、腓骨短

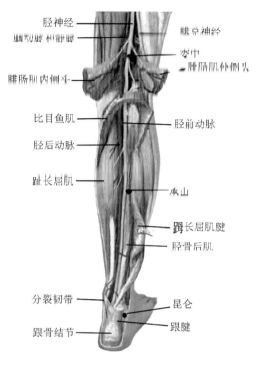

图 7 – 21F 膝后区和小腿后面穴位解剖图

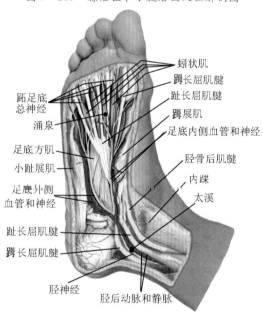

图 7 – 21G 足内侧和足底穴位解剖图

肌。此穴位周围的皮肤有腓肠神经分布,在浅筋膜内有小隐静脉通过;在深层有腓动、静脉的分支和属支。

(4)主治:头痛,项强,目眩,鼻衄。

5. 太溪(图 7-21G)

(1)体表定位:在内踝后方,内踝尖与跟腱连线中点处。

(2)针刺深度:直刺 0.5~0.8 寸。

(3)与针刺有关的局部解剖:针刺时可经过皮肤、浅筋膜、小腿深筋膜(分裂韧带)、胫骨后肌、趾长屈肌肌腱。此穴位周围的浅层有隐神经和大隐静脉的属支;深层有胫神经和胫后动、静脉通过。

(4)主治:月经不调,遗精,阳痿等。

二、股前内侧区穴

主要包括足阳明胃经穴髀关、伏兔;足太阴脾经穴血海等。

1. 髀关(图 7-22)

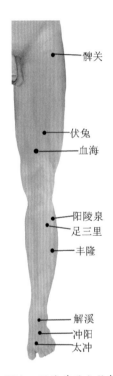

图 7-22A 下肢前面穴位解剖图

(1)体表定位:髂前上棘直下,股直肌近端、缝匠肌与阔筋膜张肌 3 条肌肉之间的凹陷中。约相当于髂前上棘和髌骨底外侧端连线与耻骨联合下缘水平线的交点处。

(2)针刺深度:直刺 1.0~2.0 寸。

(3)与针刺有关的局部解剖:针刺时可经过皮肤、浅筋膜、阔筋膜、阔筋膜张肌与缝匠肌之间、股直肌。浅层有股外侧皮神经、股外侧浅静脉及旋髂浅静脉;深层有旋股外侧动脉和静脉及股神经的分支等。

(4)主治:下肢痿痹,腰膝冷痛。

2. 伏兔(图 7-22)

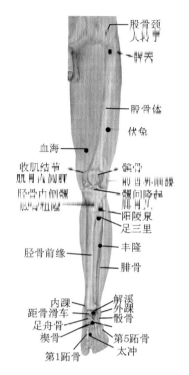

股骨颈
人奴宁
胖关
股骨体
伏兔
血海
收肌结节
股骨内侧髁
胫骨内侧髁
股骨粗隐
髌骨
股骨外侧髁
髌间降起
胫骨
阳陵泉
足三里
胫骨前缘
丰隆
腓骨
内踝
距骨滑车
足舟骨
楔骨
第1跖骨
解溪
外踝
骰骨
第5跖骨
太冲

图 7 - 22B　下肢前面穴位解剖图(透骨)

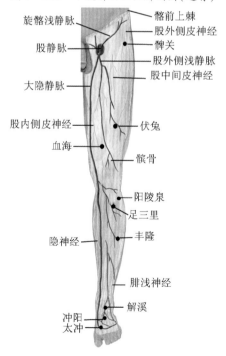

旋髂浅静脉
股静脉
大隐静脉
股内侧皮神经
血海
隐神经
冲阳
太冲
髂前上棘
股外侧皮神经
髀关
股外侧浅静脉
股中间皮神经
伏兔
髌骨
阳陵泉
足三里
丰隆
腓浅神经
解溪

图 7 - 22C　下肢前面穴位解剖图

(1)体表定位:伸膝时,在髂前上棘与髌底外侧端连线上,距髌底6寸。

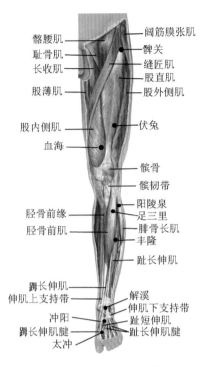

髂腰肌
耻骨肌
长收肌
股薄肌
股内侧肌
血海

阔筋膜张肌
髀关
缝匠肌
股直肌
股外侧肌
伏兔
髌骨
髌韧带
阳陵泉
足三里
腓骨长肌
丰隆
趾长伸肌

胫骨前缘
胫骨前肌

𧿹长伸肌
伸肌上支持带
冲阳
𧿹长伸肌腱
太冲

解溪
伸肌下支持带
趾短伸肌
趾长伸肌腱

图 7-22D　下肢前面穴位解剖图

(2)针刺深度:直刺 1.0~2.0 寸。

(3)与针刺有关的局部解剖:针刺时可经过皮肤、浅筋膜、阔筋膜、股直肌、股中间肌。浅层有股外侧浅静脉的属支、股中间皮神经和股外侧皮神经分布;深层有旋股外侧动、静脉和股神经。

(4)主治:腰膝冷痛,下肢痿痹,脚气,疝气。

3. 血海(图 7-22)

(1)体表定位:在大腿内侧前下部,股内侧肌的隆起上,髌底内侧端上 2 寸。

(2)针刺深度:直刺 1.0~1.5 寸。

(3)与针刺有关的局部解剖:针刺可经过皮肤、浅筋膜、阔筋膜、股内侧肌。浅层有股内侧皮神经分布,浅筋膜内有大隐静脉和隐神经经过;深层有股动脉和膝上内侧动脉的分支以及伴行静脉及属支,肌肉由股神经支配。

(4)主治:月经不调,闭经,崩漏。

三、小腿前外侧区穴

主要包括足阳明胃经穴足三里、丰隆;足少阳胆经穴阳陵泉穴。

1. 足三里(图 7-22)

(1)体表定位:在小腿外侧,犊鼻直下 3 寸,犊鼻与解溪的连线上,胫骨前缘旁开 1 寸。

(2)针刺深度:直刺 1.0~2.0 寸。

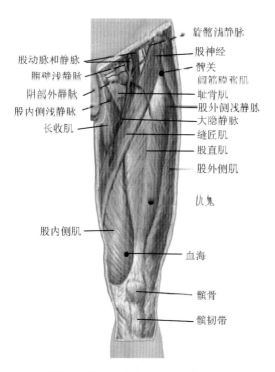

旋髂浅静脉
股动脉和静脉
胸壁浅静脉
阴部外静脉
股内侧浅静脉
长收肌
股神经
髋关
阔筋膜张肌
耻骨肌
股外侧浅静脉
大隐静脉
缝匠肌
股直肌
股外侧肌
伏兔
股内侧肌
血海
髌骨
髌韧带

图 7-22E　股前内侧区穴位解剖图

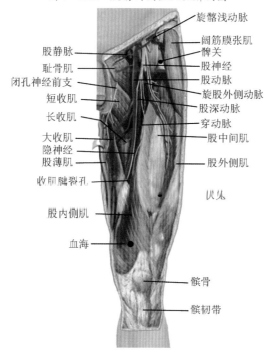

股静脉
耻骨肌
闭孔神经前支
短收肌
长收肌
大收肌
隐神经
股薄肌
收肌腱裂孔
股内侧肌
血海
旋髂浅动脉
阔筋膜张肌
髋关
股神经
股动脉
旋股外侧动脉
股深动脉
穿动脉
股中间肌
股外侧肌
伏兔
髌骨
髌韧带

图 7-22F　股前内侧区穴位解剖图

（3）与针刺有关的局部解剖：针刺时经过皮肤、浅筋膜、小腿深筋膜、胫骨前肌、小腿骨间膜、胫骨后肌。此穴位周围的皮肤有腓肠外侧皮神经分布,其深面有胫前动脉的分支和伴行静脉的属支,肌肉由腓深神经和胫神经支配。

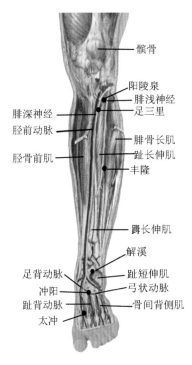

图7-22G 小腿前外侧区穴位解剖图

(4)主 治:胃痛,呕吐,腹胀,腹痛等。

2. 丰隆(图7-22)

(1)体表定位:在小腿外侧,外踝尖上8寸,胫骨前肌的外缘。

(2)针刺深度:直刺1.0~2.0寸。

(3)与针刺有关的局部解剖:针刺时可经过皮肤、浅筋膜、小腿深筋膜、趾长伸肌、踇长伸肌、小腿骨间膜、胫骨后肌。此穴位周围的皮肤有腓肠外侧皮神经分布,其深面有胫前动脉的分支和伴行静脉的属支,肌肉由腓深神经和胫神经支配。

(4)主治:咳嗽,痰多,哮喘等。

3. 阳陵泉(图7-22)

(1)体表定位:在小腿外侧,腓骨头前下方凹陷处。

(2)针刺深度:直刺或斜向下刺1~1.5寸。

(3)与针刺有关的局部解剖:针刺时经过皮肤、浅筋膜、腓骨长肌、趾长伸肌。浅层有腓肠外侧皮神经分布,深层有胫前返动、静脉和腓总神经。

(4)主治:胸胁胀痛,半身不遂,下肢痿痹,少儿惊风等。

四、踝前区和足背区穴

主要包括足阳明胃经穴解溪、冲阳;足厥阴肝经穴太冲。

1. 解溪(图7-23)

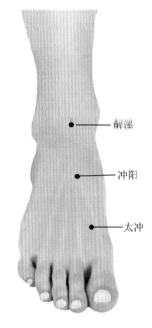

图7-23A　足背穴位解剖图

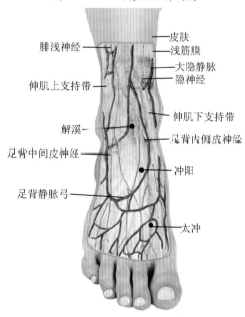

图7-23B　足背穴位解剖图

(1)体表定位:在踝关节的前面,足背与小腿交界处的横纹中央,在趾长伸肌腱与踇长伸肌腱之间。

(2)针刺深度:直刺0.5~1.0寸。

(3)与针刺有关的局部解剖:针刺时可经过皮肤、浅筋膜、伸肌下支持带、趾长伸肌腱与姆长伸肌腱之间、距骨。此穴位周围的皮肤有腓浅神经分布,其深层趾长伸肌腱与姆长伸肌腱之间有足背动脉通过,针刺时应注意避开。

(4)主治:头痛,眩晕,癫狂等。

2. 冲阳(图7-23)

(1)体表定位:足背最高处,第2跖骨基底部与中间楔骨关节处,可触及足背动脉搏动。

(2)针刺深度:直刺0.3~0.5寸。

(3)与针刺有关的局部解剖:针刺可经过皮肤、浅筋膜、足背筋膜、姆长伸肌腱与趾长伸肌腱之间、姆短伸肌、第2楔跖关节。浅层有足背内侧皮神经、足背静脉网。深层有足背动脉和静脉及腓深神经。

(4)主治:胃痛,腹胀等。

3. 太冲(图7-23)

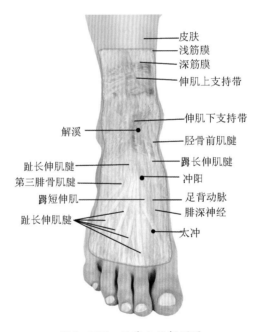

图7-23C 足背穴位解剖图

(1)体表定位:在足背部,第1、第2跖骨底结合部的前方凹陷处。

(2)针刺深度:直刺0.5~1寸。

(3)与针刺有关的局部解剖:针刺时可经过皮肤、浅筋膜、足背筋膜、姆长伸肌腱与趾长伸肌腱之间、姆短伸肌腱外侧、第1骨间背侧肌。此穴位周围的皮肤有足背内侧皮神经分布,在浅筋膜内有足背静脉弓;其深层姆短伸肌深面有腓深神经通过,足背动脉的分支也行于姆短伸肌腱的深面,针刺时可能刺及,应加以注意。

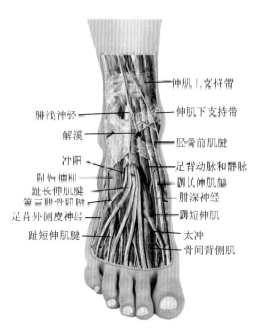

图7－23D　足背穴位解剖图

（4）主治：月经不调，崩漏，癫痫，少儿惊厥，胁痛，郁闷，下肢痿痹等。

七、足底区穴

主要包括足少阴肾经穴涌泉。

涌泉（图7－24）

（1）体表定位：在足底部，第2、3跖骨之间，约在足底第2、3趾缝纹头端与足跟连线的前1/3与中1/3的交界处；卷趾时足前部最凹陷处。

（2）针刺深度：直刺0.5～1寸。

（3）与针刺有关的局部解剖：针刺时可经过皮肤、浅筋膜、足底腱膜、趾短屈肌腱之间、第2蚓状肌、姆收肌（斜头）、骨间足底肌。此穴位周围的皮肤坚厚致密，有足底内侧神经分布，深层有第2跖足底总神经和第2跖足底总动、静脉。

（4）主治：顶心头痛，眩晕，昏厥，癫狂等。

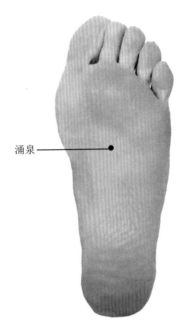

图 7 - 24A　足底穴位解剖图

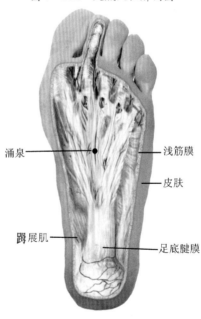

图 7 - 24B　足底穴位解剖图

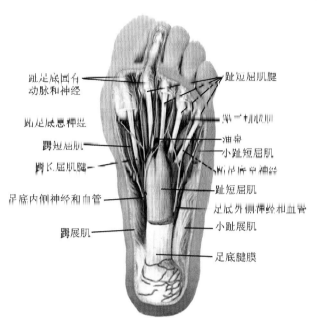

图 7 - 24C   足底穴位解剖图

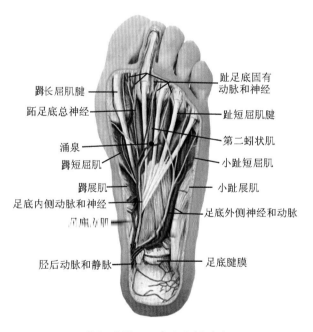

图 7 - 24D   足底穴位解剖图

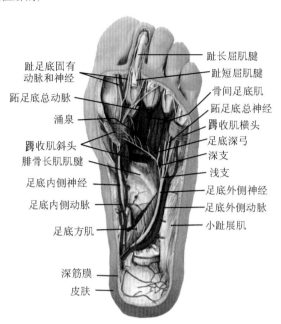

趾足底固有
动脉和神经

跖足底总动脉

涌泉

踇收肌斜头

腓骨长肌肌腱

足底内侧神经

足底内侧动脉

足底方肌

深筋膜

皮肤

趾长屈肌腱

趾短屈肌腱

骨间足底肌

跖足底总神经

踇收肌横头

足底深弓

深支

浅支

足底外侧神经

足底外侧动脉

小趾展肌

图 7 – 24E   足底穴位解剖图

主要参考文献

1. 柏树令. 系统解剖学[M]. 第7版. 北京:人民卫生出版社,2008.

2. 彭裕文. 局部解剖学[M]. 第6版. 北京:人民卫生出版社,2008.

3. 黄建军. 经络腧穴学[M]. 第1版. 北京:中国中医药出版社,2011.

4. 严振国. 经穴断面解剖图解[M]. 第1版. 上海:上海科技出版社,2002.

5. 黄柏灵,潘立民,李殿宁,邵浩清. 人体腧穴全真解剖图谱[M]. 第1版. 北京:北京科学技术出版社,2005

6. 郭光文,王序. 人体解剖彩色图谱[M]. 第1版. 北京:人民卫生出版社,1988.

7. Frank H. Netter(原著),王怀经(主译). 奈特人体解剖学彩色图谱[M]. 第3版. 北京:人民卫生出版社,2005.

8. 严振国. 中医应用腧穴解剖学[M]. 第1版. 上海:上海科技出版社,2005.

9. 郭长青,胡波. 针灸穴位图解[M]. 第1版. 北京:人民卫生出版社,2006.